Kwalitatief onderzoek

Kwalitatief onderzoek

Praktische methoden voor de medische praktijk

P. L. B. J. Lucassen
T. C. olde Hartman

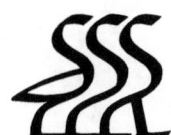

Bohn Stafleu van Loghum
Houten 2007

© Bohn Stafleu van Loghum, 2007

Alle rechten voorbehouden. Niets uit deze uitgave mag worden verveelvoudigd, opgeslagen in een geautomatiseerd gegevensbestand, of openbaar gemaakt, in enige vorm of op enige wijze, hetzij elektronisch, mechanisch, door fotokopieën of opnamen, hetzij op enige andere manier, zonder voorafgaande schriftelijke toestemming van de uitgever.

Voor zover het maken van kopieën uit deze uitgave is toegestaan op grond van artikel 16b Auteurswet 1912 j° het Besluit van 20 juni 1974, Stb. 351, zoals gewijzigd bij het Besluit van 23 augustus 1985, Stb. 471 en artikel 17 Auteurswet 1912, dient men de daarvoor wettelijk verschuldigde vergoedingen te voldoen aan de Stichting Reprorecht (Postbus 3051, 2130 KB Hoofddorp). Voor het overnemen van (een) gedeelte(n) uit deze uitgave in bloemlezingen, readers en andere compilatiewerken (artikel 16 Auteurswet 1912) dient men zich tot de uitgever te wenden.

Samensteller(s) en uitgever zijn zich volledig bewust van hun taak een zo betrouwbaar mogelijke uitgave te verzorgen. Niettemin kunnen zij geen aansprakelijkheid aanvaarden voor drukfouten en andere onjuistheden die eventueel in deze uitgave voorkomen.

ISBN 978 90 313 4998 2
NUR 870

Ontwerp omslag: Fredrik Helfrich, Deventer
Ontwerp binnenwerk: TEFF Typography
Automatische opmaak: Alfabase, Alphen aan den Rijn

Bohn Stafleu van Loghum
Het Spoor 2
Postbus 246
3990 GA Houten

www.bsl.nl

Distributeur in België:
Standaard Uitgeverij
Mechelsesteenweg 203
2018 Antwerpen

www.standaarduitgeverij.be

Inhoud

Voorwoord   **1**
    Nieuwsgierige dokters kijken dóór een telraam   1

Over de redactie   **3**

1 Kwalitatief onderzoek: nuttig, onmisbaar en uitdagend   **5**
    1.1   Inleiding   5
    1.2   Wat is kwalitatief onderzoek?   6
    1.3   Kwalitatief onderzoek en ondersteuning van de dagelijkse praktijk   8
    1.4   De open methodologie van kwalitatief onderzoek   9
    1.5   Een inzicht van de verscheidenheid aan technieken van kwalitatief onderzoek   10
    1.6   Tot slot   11
    Literatuur   11

2 Waarnemingsmethoden in kwalitatief onderzoek   **13**
    2.1   Inleiding   13
    2.2   Kenmerken van kwalitatief onderzoek   14
    2.3   Methodologische criteria   14
        Geldigheid   15
        Betrouwbaarheid   18
    2.4   De gevalsstudie en longitudinaal onderzoek   22
    2.5   Voorbeeld van goed kwalitatief onderzoek   23
    Literatuur   24

3 Systematiek en toepassing van de kwalitatieve survey   **27**
    3.1   Inleiding   27
    3.2   De kwalitatieve survey   28
    3.3   De kwalitatieve en de statistische survey in acht stappen   29

3.4	De kwalitatieve survey in vergelijking tot andere vormen van kwalitatief onderzoek	38
3.5	Tot slot: de kwaliteit	39
	Literatuur	40

4 Het halfopen interview als onderzoeksmethode — 43
4.1	Inleiding	43
4.2	Het halfopen interview	43
4.3	Een praktisch voorbeeld	45
4.4	Interviewen met behulp van een topiclijst	47
4.5	Conclusie	49
	Literatuur	50

5 Exploreren met focusgroepgesprekken: de 'stem' van de groep onder de loep — 53
5.1	Inleiding	53
5.2	Wat zijn focusgroepen?	53
5.3	Waarom en wanneer is focusgroeponderzoek geïndiceerd?	54
5.4	De praktische uitvoering van een focusgroep	56
	Aantal focusgroepen, samenstelling, selectie van deelnemers	56
	Rol moderator, observator	58
	Een script voor een focusgroepsdiscussie	59
	Praktische organisatie van het gesprek	61
5.5	Randvoorwaarden voor focusgroeponderzoek	61
5.6	Gegevensverwerking en rapportering	62
5.7	Valkuilen	62
5.8	Besluit	63
	Literatuur	63

6 Participeren in ziekte en zorg: meer over kwalitatief onderzoek — 65
6.1	Inleiding	65
6.2	Voordelen van participatie	66
6.3	Beperkingen van participatie	66
6.4	Participeren als hulpverlener, betrokkene of zieke?	67
	Als hulpverlener	67
	Als betrokkene	69
	Als zieke	69
6.5	Conclusie: permanente receptiviteit	72
	Literatuur	72

7 Conversatieanalyse: orde in de details — 75
7.1	Inleiding	75
7.2	Ontwikkeling	75

7.3	Kernbegrippen	76
7.4	Werkwijze	77
7.5	Na de dood van Harvey Sacks	78
7.6	Taal en CA	79
7.7	Audio of video	79
7.8	Institutionele interactie	80
7.9	CA en andere agenda's	80
7.10	CA en het medische veld	81
7.11	Ten slotte	83
	Literatuur	83

8 Analyse van kwalitatief onderzoeksmateriaal — 85

8.1	Inleiding	85
8.2	Een schets van de kwalitatieve analyse	86
8.3	Gefaseerde werkwijze	86
8.4	Tekst als materiaal	88
8.5	De interpreterende analyse: open coderen	89
8.6	Gericht coderen en vergelijkende analyse	90
8.7	Profielkaarten, overzichten en tabellen	91
8.8	Rapportage	92
8.9	De rol van de computer	92
8.10	Aandachtspunten bij het lezen van een analyse	92
8.11	Conclusie	94
	Literatuur	95

9 Computerondersteuning in de kwalitatieve analyse — 97

9.1	Introductie	97
9.2	Functies van computerprogramma's	98
	Transcriptie en opslag van de gegevens	98
	Verkenning van het materiaal	99
	Ordening van het materiaal	99
	Terughalen van en zoeken in het materiaal	100
	Aanbrengen van veranderingen	100
	Ondersteuning bij speciale vormen van analyse	101
	Voorbereiden voor aanvullende analyse	101
	Bijhouden van het analyseproces	101
9.3	Een voorbeeld: Kwalitan	102
	Analyseren met codes	103
	Analyseren met woorden	105
	Analyseren van concepten	105
	Werken met memo's	106
	Wat Kwalitan nog meer te bieden heeft	107
9.4	Toepassing en valkuilen	108
9.5	Tot slot	109
	Literatuur	110
	Websites van de genoemde software	110

10 Waardering van kwalitatief onderzoek 111
- 10.1 Inleiding 111
- 10.2 Betrouwbaarheid en validiteit als maten voor objectiviteit 112
  - Betrouwbaarheid 112
  - Validiteit 113
- 10.3 Methodologische kwaliteit: hoe herken je het? 114
- 10.4 Tot slot: de waarde van kwalitatief onderzoek voor de praktijk 120
- Literatuur 120

11 Meta-etnografie en de synthese van kwalitatief onderzoek 123
- 11.1 Inleiding 123
- 11.2 Terminologie 124
  - Kwantitatief onderzoek 124
  - Kwalitatief onderzoek 125
- 11.3 De synthese van kwantitatieve evidence 125
- 11.4 De synthese van kwalitatieve evidence 126
- 11.5 Meta-etnografie 127
- 11.6 De methode van Noblit en Hare 127
- 11.7 Aanpassingen en toepassingen van de meta-etnografie 130
- 11.8 Valkuilen 132
- 11.9 Een praktisch voorbeeld van meta-etnografie 132
- 11.10 Kwalitatief onderzoek in systematische reviews van RCT's 136
- 11.11 Besluit 137
- Literatuur 137

12 Multimethodenonderzoek 139
- 12.1 Inleiding 139
- 12.2 Verschillen kwantitatief en kwalitatief onderzoek 139
- 12.3 Onderzoek met gemengde methoden 142
- 12.4 Designs in het multimethodenonderzoek 144
  - Voorbereidend en verwerkend multimethodenonderzoek 144
  - Parallel multimethodenonderzoek 145
  - Opeenvolgend multimethodenonderzoek 145
  - Geïntegreerd multimethodenonderzoek 146
- 12.5 Validiteit en kwaliteit 146
- 12.6 Obstakels 148
- 12.7 Conclusie 149
- Literatuur 149

Over de auteurs 151

Register 153

Voorwoord

Nieuwsgierige dokters kijken dóór een telraam

There are doctors who are craftsmen, who are politicians, who are laboratory researchers, who are ministers of mercy, who are businessman, who are hypnotist, etc. But there are also doctors who [...] want to experience all that is possible, who are driven by curiosity. But 'curiosity' is too small a word and 'the spirit of enquiry' is too institutionalized. They are driven by the need to know. The patient is their material...
  John Berger, A fortunate man

Berger beschrijft in *A fortunate man* – een helaas bijna vergeten boekje – het leven van John Sassal, huisarts in de jaren zestig op het platteland van Engeland. In veertig jaar is er blijkbaar niet veel veranderd: er zijn nog steeds dokters die goede ambachtslieden zijn, dokters die keurig protocollen uitvoeren, dokters die onderzoek doen, maar een beetje buiten de werkelijkheid staan, dokters die hun zaken goed runnen en alle varianten die je met deze typeringen verder kunt bedenken. Al die dokters doen hun werk vaak wel naar behoren, maar ze halen er voor hun patiënten noch voor zichzelf uit wat erin zit.

Gelukkig zijn er ook nu nog veel nieuwsgierige dokters zoals Sassal. Dokters die zich dagelijks in de praktijk afvragen waarom iets nu is zoals het is, of waarom mevrouw Violet zo vaak bij de dokter komt. Soms vragen die dokters zich af welke pil je waarvoor moet geven, maar hun vak houdt daarmee niet op. Dan zou het snel saai worden. De ontrafeling van het theater van de praktijk, dat is de uitdaging van dokters en onderzoekers.

Het heeft even geduurd voordat vermetele geesten de sacrosancte status van de randomized controlled trial ter discussie stelden. Evidence-based werken is meer dan het slaafs volgen van resultaten uit klinische trials waarin onderzoekers in verre landen patiënten hadden ingesloten die nooit op die van u of van mij leken. Bovendien gebruiken onderzoekers ingewikkelde vragenlijsten of biochemische parameters, waarmee ik patiënten niet wil of kan lastigvallen. Een RCT is prima als het om simpele vragen gaat: moet je antibiotica geven bij een middenoorontsteking en hoe snel is het dan over? Maar in de huisartsgeneeskunde gaat het vaak om veel complexere problemen:

Wat is de beste manier om ouders ervan te overtuigen dat antibiotica niet nodig zijn bij Kareltje Bavink's zere oor? Hoe zorg ik ervoor dat de dementerende mijnheer Koekenbakker 's nachts niet zo onrustig is dat hij zijn vrouw en de buren overstuur maakt? Welk advies moet ik mevrouw Hoyer geven die artrose heeft en bijna niet kan lopen, maar moet bewegen vanwege haar diabetes? Wat vinden mevrouw Ploeger en meneer Bekker nu belangrijk bij de zorg voor hun oude vader, meneer Grönloh?

Al die vragen zijn heel wat lastiger in een strak RCT-format te persen dan een simpele geneesmiddelenvraag.

En wellicht hoeft dat ook niet. De auteurs in dit boek laten zien dat er andere manieren zijn om allerlei aspecten van de werkelijkheid in kaart te brengen.

Huisartsen praten met patiënten – en ze zouden vooral moeten luisteren – vaardigheden die weinig kwantitatieve aspecten hebben. Kwantitatief onderzoek, hoe belangrijk ook, past misschien wel minder goed bij de natuurlijke 'verhaallijnen' van onze patiënten. Praten met en luisteren naar patiënten kunnen volgens de auteurs van dit boek een alternatief zijn voor het rekenen en meten in kwantitatief onderzoek. Kwalitatief onderzoek is echter meer dan een beetje vrijblijvend met mensen praten, het is een echte methodologie. Kwalitatieve onderzoeksmethoden zijn oud, ouder zelfs dan de RCT, en hebben de afgelopen tien jaar een sterke ontwikkeling doorgemaakt. Onderzoekers kijken buiten hun eigen grenzen, naar etnografen, sociologen en psychologen. In die vakgebieden heeft kwalitatief onderzoek een hoge vlucht genomen.

Het wordt tijd dat huisartsen hun achterstand op het gebied van kwalitatief onderzoek inhalen. Kijken, luisteren en de goede vragen stellen, zijn immers kernvaardigheden van elke huisarts. Dat moeten we toch net zo goed kunnen als gedragswetenschappers of cultureel antropologen?

Dit boek kan helpen om onderzoek en werkelijkheid in een ander perspectief te zien. Vijf van de twaalf hoofdstukken verschenen tussen 2004 en 2006 in *Huisarts en Wetenschap*. Speciaal voor dit boek zijn er zeven praktische hoofdstukken geschreven over focusgroepen, kwalitatieve surveys, halfopen interviews, conversatieanalyse, computerprogramma's, meta-etnografie en de toverdoos waarin alles gecombineerd is, het multimethodenonderzoek. Kwalitatief onderzoek moet je leren en dit boekje helpt daarbij.

Als nieuwsgierige onderzoekers dan ook nog leren om observaties van het leven mooi en bondig op te schrijven, dan hebben gewone huisartsen en hun patiënten werkelijk iets aan deze spiegel van de werkelijkheid.

Maart 2007
Joost Zaat

Over de redactie

Peter Lucassen is huisarts in Bakel en als senior onderzoeker verbonden aan de afdeling Huisartsgeneeskunde van het UMC St Radboud in Nijmegen. Hij was zes jaar lid van de redactie van *Huisarts en Wetenschap*. In zijn werk als senior onderzoeker houdt hij zich bezig met de bestudering van GGZ-problematiek in de huisartspraktijk, waaronder onverklaarde lichamelijke klachten. De kwalitatieve onderzoeksmethode is een van de daarbij gebruikte middelen.

Tim olde Hartman is sinds twee jaar huisarts. Naast zijn werk als praktiserend huisarts in Oosterhout (gemeente Nijmegen) is hij verbonden aan de afdeling Huisartsgeneeskunde van het UMC St Radboud in Nijmegen, waar hij werkt aan zijn promotieonderzoek naar onverklaarde lichamelijke klachten in de huisartspraktijk. Hij was twee jaar junior lid van de redactie van *Huisarts en Wetenschap*.

Kwalitatief onderzoek: nuttig, onmisbaar en uitdagend*

Hans Philipsen, Myrra Vernooij-Dassen

1.1 Inleiding

Kwalitatief onderzoek is geschikt om de aard en de context van verschijnselen te bestuderen. Niet meer en niet minder. Kwalitatief en kwantitatief onderzoek kunnen niet zonder elkaar. Wel lijdt zowel de wetenschapsbeoefening als de toepassing ervan schade indien, zoals nu nog wel het geval is, de kwalitatieve aanpak onderbelicht blijft. Hierna geven we een korte inleiding over de methoden van kwalitatief onderzoek en bespreken we enkele risico's daarvan voor de praktijk van de gezondheidszorg. Dit artikel is het eerste van een serie van vier artikelen over kwalitatief onderzoek verschenen in Huisarts en Wetenschap.

Een voorbeeld

Indische Nederlanders vormen de oudste allochtone bevolkingsgroep. In de jaren vijftig stroomde, gedwongen door de politieke ontwikkelingen in het pas kort onafhankelijke Indonesië, een kwart miljoen mensen van Indo-Europese herkomst Nederland binnen. Hun integratie verliep in de eerste jaren verre van gemakkelijk. De voorzieningen waren matig; er trad – zij het met mate – gettovorming op. De ontvangst in de samenleving was niet altijd prettig. Lang is in steden als Den Haag de aanduiding 'blauwe' een alledaags scheldwoord gebleven.

Uiteindelijk is hun integratie in veel opzichten geslaagd. Toch bestaan er verschillen, die vooral in de oudere generaties tot uiting komen in de gezondheidszorg en in de omgang met ziekte en gezondheid. Zo is men gesteld op voorzieningen in de zorg die in de eigen kring worden verschaft. Zo'n vijftien jaar geleden bleek in een grote stad dat Indische ouderen nauwelijks gebruikmaakten van voorzieningen in gewone zorg- en welzijnsin-

---

* *Huisarts en Wetenschap* 2004;47(10):454-7.

stellingen. Tevens was van individuele hulpverleners bekend dat zich ook in deze groep de gewone problemen rond veroudering voordeden. Wat is hier aan de hand?

Met deze vraag kwam een overkoepelende Indische servicevereniging na enig zoeken terecht bij de Faculteit Gezondheidswetenschappen in Maastricht. Na uitvoerig overleg is toen gekozen voor een kwalitatief onderzoek. Een doctoraalstudente, zelf van Indische komaf, heeft met elf ouderen en een handvol hulpverleners een lang gesprek gevoerd.[1] Deze gesprekken waren niet streng gestructureerd, maar vonden wel plaats aan de hand van een lijst met onderwerpen. De onderwerpen waren geordend in drie thema's: opvattingen over ziekte en gezondheid, contacten met professionele hulpverleners en instellingen, goede en slechte kanten van de zorgverlening. De gesprekken werden uitvoerig uitgewerkt en besproken in een onderzoeksteam. Vervolgens ging de veldwerkster terug naar de gesprekspartners om te vragen of ze alles goed had begrepen en of er nog aanvullingen waren. Daarna vond de definitieve analyse plaats, die vooral gericht was op het vinden van sprekende inzichten in de taal van de onderzochten.

In tweede instantie werden de bevindingen getoetst aan bestaande ideeën en kennis over interculturele contacten in de gezondheidszorg. In dit geval blijkt de onderzochte barrière verklaard te kunnen worden uit een tweedeling in de Indonesische etiquette: *aloes* en *kasar*. Onder sommige omstandigheden dient het gedrag aloes te zijn: verfijnd, beschaafd en respectvol. Dat geldt in de omgang met ouderen, als het over ziekte gaat, als men kritiek wil uiten of raad wil geven. Andere omstandigheden vragen om kasar gedrag: grof, ruw en slagvaardig. In de Indo-cultuur verwacht men in de gezondheidszorg aloes bejegend te worden, maar de omgangsvormen van de bijna altijd jongere hulpverleners zijn kasar. Vooral als men van huis is, in het ziekenhuis of een inrichting, voelt men zich ongelukkig. De reactie is dan schaamte en terugtreden. Deze uitkomst leidde vooral tot verheldering van het oorspronkelijk probleem. Op grond daarvan is een aantal aanbevelingen gedaan, die vooral op de omgang met (Indische) ouderen betrekking hebben.

1.2 Wat is kwalitatief onderzoek?

De kortste omschrijving van kwalitatief onderzoek luidt: de studie van de aard van verschijnselen.[2] Deze definitie sluit aan de ene kant sommige kenmerken van te bestuderen verschijnselen in. Het gaat om de aard van de verschijnselen, dat wil zeggen om hun kwaliteit, hun verschijningsvormen, de context waarin ze voorkomen, de perspectieven van waaruit men ernaar kan kijken, enzovoort. Daarmee zijn andere kenmerken buitengesloten. In het bijzonder geldt dat voor de omvang en de frequentie van verschijnselen en voor hun plaats in objectief vast te stellen ketens van oorzaak en gevolg. Voor deze laatste kenmerken is het zogeheten kwantitatieve onderzoek meer geschikt. De ene vorm van onderzoek richt zich dus op andere vraagstellingen dan de andere. Het te bestuderen probleem definieert de onderzoekskeuze. Om deze simpele stelling goed te begrijpen is het verstandig enkele misverstanden uit de weg te ruimen.

Kwalitatief onderzoek moet niet worden gezien als een soort alternatief onderzoek dat niets van 'objectieve' metingen zou willen weten. Elk wetenschappelijk onderzoek berust op een methodologie: een algemeen aanvaarde weg waarlangs men tot kennis komt. Daarbij bedient men zich van metingen: scores die een onderzoeker volgens vaste procedures aan een aspect van een verschijnsel toekent. In kwalitatief onderzoek is de aandacht voor de kwaliteit van waarnemingen en constateringen – gemakshalve vaak samengevat met de woorden betrouwbaarheid en geldigheid – even sterk ontwikkeld als in kwantitatief onderzoek. De techniek in het voorbeeldonderzoek, waarbij deelnemers tweemaal ondervraagd worden, is een middel om de betrouwbaarheid van de waarnemingen vast te stellen met behulp van een zogeheten *member check*.

Kwalitatief en kwantitatief onderzoek sluiten elkaar bovendien niet uit. Integendeel, zij vullen elkaar aan. Zo ligt het voor de hand dat het voorbeeldonderzoek zou worden gevolgd door een enquêteonderzoek naar de omvang en spreiding van de vastgestelde knelpunten in de hulpverlening. Wanneer de aard van een verschijnsel in kaart is gebracht, wil men daarna de zaken in maat en getal leren kennen. De zwakte van veel kwantitatief onderzoek is, dat men begint te 'meten' voordat voldoende zorgvuldig is vastgesteld wat de aard van het verschijnsel is. De zwakte van veel kwalitatief onderzoek is de gedachte dat het voldoende is inzicht in de samenhang der dingen te verschaffen. Ook al hoeft niet alle onderzoek door dezelfde onderzoekers te worden gedaan, veel problemen in de gezondheidszorg vragen zowel kwalitatieve als kwantitatieve bemoeienis.

Kwalitatief onderzoek is geen nieuwlichterij van de postmoderne wetenschap. Als methodologische aanpak is het ontstaan ervan nauw verbonden met de opkomst van zowel de sociale wetenschappen, de klinisch-medische wetenschappen, als empirische disciplines aan het eind van de negentiende eeuw. In een poging zich los te maken van al te gemakkelijke theorieën en loze beweringen bevrijdde men zich uit deze leunstoelsociologie of hoe men het ook noemde. Men betrad het veld: dat wil zeggen de slums van Chicago of Londen, de dorpen van Amazone-indianen, en niet te vergeten de spreek- en slaapkamers van Wenen. En al deze onderzoekers kwamen in de woorden van Ollie B. Bommel en Tom Poes tot de bevinding: '... de gewone ervaring leert al anders'. Het succes van deze empirische onderzoeken leidde tot een verwetenschappelijking ervan in een richting waar de kwantitatieve methodologie en het experiment als techniek van voorkeur sterk benadrukt werden. Pogingen het evenwicht tussen de kwalitatieve en de kwantitatieve benadering te herstellen zijn sinds de jaren zestig van de vorige eeuw gemeengoed. Die tijdsgebonden herkomst leidde tot een vaak ideologisch beladen discussie over kwalitatief onderzoek. De ideologie is al jaren grotendeels weggesleten.

1.3 Kwalitatief onderzoek en ondersteuning van de dagelijkse praktijk

Kwalitatief onderzoek verdient vooral aanbeveling, indien men bij het doordenken van de probleemstelling op één of meer van de volgende drie vragen stuit:

1 Hoe ervaren mensen wat ze meemaken? Wat is het perspectief van waaruit ze dat beoordelen? Hoe passen ze hun ervaringen in hun levensverhaal in?
2 Hoe valt de samenhang te begrijpen tussen zeer verscheiden gebeurtenissen die bij herhaling een overeenkomstig verloop vertonen (bijvoorbeeld de functie van het dragen van bedrijfskleding in verschillende beroepen)? Wat is daarvan de dieptestructuur, zoals antropologen dat noemen?
3 Hoe laat men de contacten in de praktijk zo goed mogelijk verlopen om de doelen van professionele, wetenschappelijk gefundeerde hulpverlening te bevorderen?

In het voorbeeld van de Indische ouderen blijkt het van belang hun bijzondere levensverhaal te kennen. Een verhaal dat autochtoon Nederland schromelijk heeft verwaarloosd. Van nog groter belang is de moeilijk te doorbreken samenhang tussen het kasargedrag van hulpverleners en het terugtreden van hun patiënten. Een analyse van de dagelijkse praktijk in de hulpverlening kan laten zien wat de consequenties kunnen zijn voor de geboden zorg.

Deze benadering maakt duidelijk dat de handelingspraktijk in de gezondheidszorg nooit volledig volgens een enkel protocol kan worden gestandaardiseerd. In elke spreekkamer van professionals, en zeker in die van de huisarts, brengen hulpverlener en hulpvrager beiden hun ervaringen mee in een relatie die men met recht en rede zo zuiver als mogelijk medisch-wetenschappelijk wil houden. Die ervaringen ontkennen heeft weinig zin. Men kan beter de andere kant uit redeneren. Kennis van die ervaringen – men mag desgewenst van bijverschijnselen spreken – is het beste uitgangspunt om de medische of verpleegkundige zuiverheid te bewaren. In de praktijk van de huisartsgeneeskunde zou meer aandacht voor dit soort onderzoeken daarom niet misstaan.

Het is overigens een misverstand te veronderstellen dat kwalitatief onderzoek vooral nuttig en onmisbaar is om patiënten beter te leren kennen. De wijze waarop professionals tot afspraken komen, hoe ze deze naleven en hoe samenwerking tussen verschillende disciplines verloopt, vormen evenzeer een veld of een context waarvan verheldering door kwalitatief onderzoek kan worden bereikt. Voorheen werd daarvoor vaak de Delphi-methode[3] gebruikt, die sterk gericht is op het ontstaan van een rationele, maar nogal papieren consensus. Op dit moment staan de focusgroepen[4] in de belangstelling, waarbij in een gezamenlijk gesprek wordt afgetast wat de knelpunten zijn in een bepaalde handelingspraktijk. Van deze toepassing van kwalitatief onderzoek is men terecht overtuigd. Zij het dat men wellicht beter een bredere keuze van onderzoekstechnieken kan inzetten om voldoende recht te doen aan de probleemstellingen die men wil oplossen.

1.4 De open methodologie van kwalitatief onderzoek

Pleiten voor een bredere keuze van onderzoekstechnieken past goed bij misschien wel het belangrijkste onderscheid tussen kwalitatief en kwantitatief onderzoek. Wie bijvoorbeeld een experimenteel onderzoek gaat doen, kiest voor een onderzoeksopzet waarin over een langere periode vastligt hoe hij aan proefpersonen komt, welke metingen hij onder gestandaardiseerde omstandigheden verricht, hoe hij met tegenslagen omgaat en op grond van welke analyse hij beslist zijn hypothese te aanvaarden of te verwerpen. Dit zou men een gesloten methodologie kunnen noemen.

In kwalitatief onderzoek gaat men uit van een weerbarstig feit dat in een nog niet te standaardiseren veld plaatsvindt. Men gaat vervolgens aan de hand van 'het eerste, het beste' idee één of meer interviews houden, participerende waarnemingen doen of gegevens opvragen. De resultaten daarvan toetst men volgens de geldende spelregels aan het eerste idee. Men komt wellicht op nieuwe veronderstellingen die andere technieken of andere informanten vragen. Kwalitatief onderzoek heeft zeker in het begin een korte cyclus. De empirische cyclus van redeneren, observeren en redeneren wordt enige malen herhaald. Hoe dat gebeurt, wordt vooral theoretisch gestuurd. Men zoekt passende gegevens bij de redeneringen. Niet om die gegevens naar de eigen hand te zetten; wel om ze op hun vruchtbaarheid te toetsen. Daarmee gaat men – als volgens het boekje wordt gewerkt – net zo lang door, maar vooral niet langer, tot zich geen nieuwe inzichten meer voordoen. Of in het jargon, tot saturatie (verzadiging) optreedt. Deze werkwijze maakt kwalitatief onderzoek uitdagend, maar ook lastig uitvoerbaar. Drie valkuilen dienen, vooruitlopend op wat in de overige artikelen nog aan de orde komt, een korte vermelding.

Juist door de open methodologie is het belangrijk de regels van de methoden en technieken niet te verwaarlozen. Zoals de rechercheur moet zorgen voor wettig en overtuigend bewijs en de onderzoeksjournalist zijn bronnen moet checken en deponeren, zo moet de kwalitatief werkende onderzoeker de registratie koesteren van wat hij doet en laat en deze altijd met collega's delen.

De open methodologie houdt ten principale in dat men niet op voorhand kan zeggen welke technieken men gaat gebruiken en hoeveel mensen men gaat interviewen. Volgens de vigerende spelregels van de overwegend kwantitatief georiënteerde onderzoeksorganisatie is dat echter een teken van zwakte in de planning. Daardoor vindt er vaak een onnodige fixatie plaats op technieken en aantallen waarnemingen. Een aardige illustratie daarvan is dat in het onderzoek onder Indische ouderen best met minder dan elf dubbelinterviews volstaan had kunnen worden. De eerdergenoemde verzadiging trad al heel snel op. Het plan moest echter worden uitgevoerd.

Ook de kwalitatief werkende onderzoeker mag niet weglopen van de eventuele consequentie dat zijn bevindingen uitmonden in de noodzaak de gesloten methodologie van een veldexperiment, een cohortonderzoek of een omvangrijke survey te gaan volgen. Weerbarstige feiten kunnen immers tot weerbarstige conclusies leiden.

1.5 Een inzicht van de verscheidenheid aan technieken van kwalitatief onderzoek

Kwalitatief onderzoek biedt een verscheidenheid aan technieken die gebruikt kunnen worden om de aard en de context van verschijnselen te bestuderen.

Participerende observatie, waarbij het functioneren tijdens actie wordt bestudeerd door een onderzoeker die meedoet in plaats van toeschouwt, biedt de mogelijkheid bepaalde situaties diepgaand te bestuderen, zowel verbaal als non-verbaal.[5] Video-observatie biedt dezelfde mogelijkheid, maar hierbij maakt de observator geen deel uit van de setting. Dat heeft voordelen. Nadeel is dat men videoregistratie niet geheim kan en mag houden. Beide vormen van observatie kunnen in de spreekuursituatie worden gebruikt, bijvoorbeeld om de interactie te onderzoeken tussen de patiënt en de huisarts.

Het *diepte-interview* biedt de mogelijkheid om het zingevingskader te achterhalen. Zo is bijvoorbeeld onderzocht wat het betekent te leven met een chronisch zieke partner.[6]

Persoonlijke documenten zoals dagboeken zijn ook toegankelijk voor kwalitatief onderzoek. Een dagboek geschreven door een zus van een vrouw met dementie bood inzicht in de mogelijkheden om ook met deze ziekte nog van de aangename kanten van het leven te genieten.[7] Ook *niet-persoonlijke documenten* uit archieven, jaarboeken en dergelijke worden vaak gebruikt. Een aardig voorbeeld is het in detail uitspitten van de bouwgeschiedenis van ziekenhuizen om te achterhalen welke visies daarin zijn terug te vinden over de wijze van verplegen en behandelen of de omgang met patiënten.

Verder winnen de groepsonderzoeken in de vorm van *Delphi-procedure*,[3] en *focusgroeponderzoek*[4] steeds meer aan populariteit. Bij het Delphi-onderzoek (en de meer recente nominale-groepstechniek) probeert men overeenstemming te bereiken over tegenstrijdig wetenschappelijk bewijs of elkaar tegensprekende praktijkinzichten. Het focusgroeponderzoek exploreert kennis en ervaring en stimuleert het uitwisselen van hoe en waarom mensen op een bepaalde manier werken. Vooral in het onderzoek naar knelpunten in het gebruik van NHG-Standaarden is dit een bruikbaar instrument.[8]

1.6 Tot slot

Dit hoofdstuk biedt geen systematische inleiding in kwalitatief onderzoek. Het is bedoeld als een aperitief voor een diner. Het 'diner' bestaat uit drie gangen: artikelen die in opeenvolgende H&W-nummers waren te lezen en waarin ook representatieve literatuuroverzichten zijn opgenomen. Tony Hak richt zich in hoofdstuk 2 (eerder verschenen in H&W 2004(11)) op de waarnemingsmethoden in kwalitatief onderzoek. Hij omschrijft kwalitatief onderzoek als een vorm van onderzoek waarin waarneming en analyse elkaar afwisselen. Deze omschrijving laat een grote verscheidenheid van zowel 'kwalitatieve', als 'niet-kwalitatieve' waarnemingsmethoden toe, waarbij de keuze van de juiste waarnemingsmethode in een onderzoek wordt bepaald door de aard van het waar te nemen object. Hiervoor geeft Hak een aantal vuistregels.

Fred Wester geeft in hoofdstuk 8 (eerder verschenen in H&W 2004(12)) een systematische schets hoe de analyse van kwalitatief onderzoek dient te verlopen; daarnaast beschrijft hij de fasen van kwalitatief onderzoek. Het belang van methodisch handelen met behulp van vastliggende procedures is daarbij cruciaal.

Het laatste artikel (opgenomen als hoofdstuk 10) is van Myra van Zwieten en Dick Willems (eerder verschenen in H&W 2004(13)); zij gaan in op de strategische betekenis van het begrip objectiviteit in het denken over kwalitatief onderzoek. Zij geven een aantal samenhangende beschouwingen over de methodologische kwaliteit van het onderzoek. Aan het eind van het hoofdstuk presenteren zij een aantal beoordelingscriteria die men gedurende het verloop van een kwalitatief onderzoek kan toepassen.

Literatuur

1 Bennehila-Neumann ML, Philipsen H, Mosterd N, Bauwens T. Indische ouderen in de gezondheidszorg. In: Werkgroep Interculturele Verpleging, Intercultureel verplegen. Utrecht: De Tijdstroom, 1995:19-31.
2 Maso I. Kwalitatief onderzoek. Meppel: Boom, 1987.
3 Jones J, Hunter D. Consensus methods for medical and health services research. BMJ 1995;311:376-80.
4 Kitzinger J. Introducing focus groups. BMJ 1995;311:299-302.
5 Mays N, Pope C. Observational methods in health care settings. BMJ 1995;311:182-4.
6 Kuyper MB. Op de achtergrond. Een onderzoek naar de problemen van partners van patiënten met een chronische ziekte. Proefschrift. Nijmegen: Katholieke Universiteit Nijmegen, 1993.
7 Vernooij-Dassen M, Wester F, Auf den Kamp M, Huygen F. The development of a dementia process within the family context: the case of Alice. Soc Sci Med 1998;47:1973-80.
8 Hout H van, Vernooij-Dassen M, Bakker K, Blom M, Grol R. Dementia in general practice care: tasks, performance and barriers. Patient Educ Couns 2000;39:219-25.

2 Waarnemingsmethoden in kwalitatief onderzoek*

Tony Hak

2.1 Inleiding

Bij de term kwalitatief onderzoek denkt men vrijwel meteen aan bepaalde vormen van gegevensverzameling of 'waarneming' – de term die ik in deze bijdrage zal gebruiken –, zoals diepte-interviews en focusgroepen. Toen het BMJ in 1995 voor het eerst een serie artikelen wijdde aan kwalitatief onderzoek – zoals H&W nu – werden er dan ook aparte bijdragen gewijd aan het kwalitatieve interview en aan de focusgroep.[1,2] Dit waren lange tijd de enige twee vormen van onderzoek die erin slaagden het peer-reviewproces succesvol te doorlopen. Hoewel ook observatie,[3] consensusmethoden[4] en de gevalsbeschrijving[5] in deze artikelenserie aan bod kwamen, waren deze vormen van onderzoek niet in het BMJ te vinden tot eind 2000, toen er voor het eerst een observationeel onderzoek werd gepubliceerd.[6,7]

Het BMJ vervult een voortrekkersrol, maar ook bij andere medische tijdschriften die kwalitatief onderzoek gingen publiceren is hetzelfde patroon zichtbaar. Het gaat vrijwel altijd om interviewonderzoeken. Deze oververtegenwoordiging van een bepaald soort waarneming leidt er niet alleen toe dat andere vormen van kwalitatief onderzoek, zoals etnografie en de gevalsbeschrijving, ten onrechte worden ondergewaardeerd. Er wordt daarmee een verkeerd beeld geschapen van wat kwalitatief onderzoek is, alsof het slechts zou gaan om een ander soort ondervraging.

Het kernthema van deze bijdrage is dat er in het kwalitatieve onderzoek geen sprake is van enkele specifieke ('kwalitatieve') vormen van waarneming, zoals een focusgroep of half- of niet-gestructureerde interviews, maar eerder van een scala van waarnemingsmethoden die passen bij het onderzoeksobject.

---

* Eerder verschenen in Huisarts & Wetenschap 2004;47(11):502-8.

2.2 Kenmerken van kwalitatief onderzoek

Wester en Hak hebben kwalitatief onderzoek als volgt omschreven:

Kwalitatief onderzoek is een proces van het stapsgewijs opbouwen van een theorie (begrippen en theoretische relaties daartussen) die betrekking heeft op (delen van) de geleefde wereld, waarin bij iedere stap in dat proces opnieuw het vinden van toegang tot de onderzochte wereld en de interpretatie van de daarbij verzamelde gegevens voortkomen uit een reflectie op het tot dan toe opgebouwde inzicht.[8]

Het uitvoeren van kwalitatief onderzoek is goed te vergelijken met een leerproces waarin de onderzoeker zijn voorlopige ideeën steeds beter afstemt op het onderzoeksveld door waarnemingsprocedures uit te proberen en vraagstellingen toe te spitsen. Perioden van waarneming en analyse wisselen elkaar daarom af; zij worden gestuurd door een voortdurende reflectie op de resultaten.[9]

Hieruit volgt dat de *waarneming* in kwalitatief onderzoek open en flexibel is, zowel wat betreft de keuze van de waarnemingsmethode (ondervraging, observatie), de manier waarop deze wordt toegepast (meer of minder gestructureerd, met toevoegingen en met weglatingen ten opzichte van eerdere waarnemingen) als naar de aantallen en soorten eenheden waarop deze methoden worden toegepast (steekproef). Wat betreft de waarnemingsmethode kan een onderscheid worden gemaakt tussen enkele bij uitstek 'kwalitatieve' methoden (zoals het open interview, participerende observatie, het maken van foto's, films en video's, het door respondenten laten maken van dagboekaantekeningen, het verzamelen van bestaande documenten) en methoden die ook in niet-kwalitatief onderzoek worden gebruikt (zoals de vragenlijst, het observatieschema of experimentele tests). Terwijl kwantificerend onderzoek zich moet beperken tot in numerieke data omgezette gegevens, kan kwalitatief onderzoek zowel kwalitatieve gegevens als getallen verwerken.

2.3 Methodologische criteria

Kwalitatief onderzoek staat of valt met een bijzondere openheid van geest van de kant van de onderzoeker. Deze openheid is nodig om flexibel te kunnen reageren op wat zich in waarnemingssituaties voordoet en om het conceptueel kader daaraan aan te passen. Maar hoe moet nu worden vastgesteld of de reacties van de onderzoeker, dat wil zeggen diens beslissingen over wat vervolgens moet worden waargenomen en hoe dat moet gebeuren, de (meest) juiste zijn? Welke criteria moeten hierbij worden gevolgd? Het uitgangspunt hierbij is dat algemene methodologische principes als geldigheid en betrouwbaarheid ook voor kwalitatief onderzoek opgaan, maar aangepast aan de specifieke kenmerken van dit onderzoek. Daarnaast moeten, evenals bij kwantitatief onderzoek, eisen worden gesteld aan de representativiteit van de waarnemingen. Wat betreft de discussie over de hierbij noodzakelijke aanpassingen (of 'vertalingen') van deze algemene principes heeft in Nederland met name Smaling zich verdienstelijk gemaakt.[10]

Geldigheid

Veel doelstellingen en onderzoeksvragen van kwalitatief onderzoek vereisen dat in de onderzoeksgegevens de betekenisverlening in de taal van de betrokkenen tot uitdrukking is gebracht (*the actor's point of view*, *members knowledge*). Een veelvoorkomende maar verkeerde gevolgtrekking uit dit vereiste is, dat we de actoren naar hun betekenisverlening moeten *vragen*. Vandaar de populariteit van het interview en de focusgroep. Dat zijn immers manieren waarmee de onderzoeker op een relatief eenvoudige wijze talige uitingen van de betrokkenen kan verzamelen. In de praktijk is deze voorkeur voor ondervraging – en ook de veelvoorkomende opvatting dat de focusgroep een methode van ondervraging is – doorgaans misplaatst.

In de eerste plaats is de onderzoeksvraag meestal niet gericht op betekenisverlening op zichzelf, maar op betekenisverlening als verklaring voor een bepaald handelen of voor het verloop van een proces. De verbinding tussen het handelen en de betekenis van diezelfde handeling voor de betrokkene staat centraal. De relatie tussen enerzijds de verhalen (in interviews of focusgroepen) van respondenten of informanten over de betekenis die een situatie of een handeling voor hen heeft en anderzijds de werkelijke betekenis daarvan in de handelingssituatie is problematisch. Er zijn vele redenen, waaronder cognitieve en situationele, waarom de respondent niet kan (in de meeste gevallen) of niet wil (soms) zeggen wat die betekenis was of is. Vaak kan de gezochte betekenis helemaal niet worden verwoord, maar moet deze worden afgeleid uit de handelingen zelf of uit de opmerkingen die daarbij al doende worden gemaakt. Daarom is observatie – en het zo nodig onmiddellijk ter plekke ondervragen – doorgaans een veel meer valide waarnemingsmethode dan de ondervraging in een individueel interview of groepssituatie.

Neem als voorbeeld een onderzoek van Freeman en Sweeney naar de redenen en omstandigheden waarin huisartsen geen gebruikmaken van de evidence die zij wel kennen (zie kader).[11] Door huisartsen over deze kwestie met elkaar in groepen te laten praten – zoals in dit onderzoek werd gedaan – komen ongetwijfeld allerlei verhalen hierover naar voren die men vervolgens kan analyseren. Het voordeel van de groepsdiscussie is bovendien dat daarin – door argumentatie en tegenargumentatie – een schifting kan worden aangebracht tussen betere en minder goede verhalen, althans in de ogen van collega's. Het resultaat van deze procedure is echter materiaal dat aangeeft *hoe huisartsen consensus creëren over wat voor hen als collega-huisartsen aanvaardbare verhalen over het niet-gebruiken van evidence zijn*. We hebben op deze manier nog helemaal geen materiaal verzameld over redenen en omstandigheden waarin dit – het niet-gebruiken van evidence – plaatsvindt, althans niet direct. Een onderzoeker kan op een meer valide manier waarnemingen doen die voor de onderzoeksvraagstelling noodzakelijk zijn. Bijvoorbeeld door (in dit voorbeeld) gevallen van het niet gebruiken van evidence-based richtlijnen waar te nemen door middel van participerende observatie en daarbij ter plekke de huisarts te ondervragen, of door gevallen waar te nemen door geluids- of beeldopname en achteraf gedetailleerd daarover na te praten (een *focused interview*, al of niet met *stimulated recall*).[12,13] Maar die meer valide waarnemingsmethoden zijn in veel opzichten ingewikkelder. Zij kosten meer tijd en meer praktische rompslomp. De populariteit van de individuele en groepsondervraging in het kwalitatieve onderzoek heeft dan ook veel te maken met het gemak waarmee deze methoden kunnen worden toegepast. Je praat wat met mensen en ziedaar!

Het onderzoek van Freeman en Sweeney

In deze serie over de methodologie van kwalitatief onderzoek wordt in alle artikelen een artikel uit het BMJ als een van de voorbeelden gebruikt. Hier geven we een korte uitleg.

Freeman en Sweeney deden een kwalitatief onderzoek om een antwoord te krijgen op de vraag waarom huisartsen zich niet aan evidence-based richtlijnen houden. Ze vormden drie focusgroepen van in totaal negentien huisartsen (13 mannen, 6 vrouwen) in het zuidwesten van Engeland en hielden ongeveer zes bijeenkomsten met ieder van die groepen. De drie groepen bestonden uit een mix van stads- en plattelandshuisartsen, afkomstig uit verschillende, geografisch van elkaar gescheiden gebieden. Tijdens iedere groepsbijeenkomst presenteerde een van de huisartsen een casus waarin hij de richtlijn niet had gevolgd, hoewel hij deze wel kende. De groep discussieerde vervolgens over de redenen waarom de richtlijn niet was gevolgd. Daarbij werd veel aandacht besteed aan de arts-patiëntrelatie en de gevoelens die het consult opriep bij de huisarts. Alle groepsbijeenkomsten werden opgenomen en voor de analyse uitgetypt. De auteurs deden drie analyses gezamenlijk, de rest individueel. Ze bespraken samen de resultaten van de analyses om gemeenschappelijke thema's vast te stellen.

Uit het onderzoek bleek dat huisartsen positief stonden tegenover evidence-based richtlijnen en die ook vaak implementeerden. Barrières die implementatie verhinderden, waren onder andere de persoonlijke ervaringen van de huisarts, de arts-patiëntrelatie, het verschil tussen eerste en tweede lijn en logistieke problemen. Het implementeren van evidence is niet het resultaat van een eenvoudig lineair proces, maar van een gezamenlijke beslissing van huisarts en patiënt. En daarbij is soms de conclusie dat de regels liever niet toegepast moeten worden.

Bron: Freeman, Sweeney (2001) (zie www.bmj.com voor het volledige artikel)

Een ander voorbeeld ontleen ik aan het etnografisch onderzoek van Sudnow naar sterven in het ziekenhuis.[14] Als Sudnow ziet dat een verpleegkundige de ogen van een stervende dichtdrukt nog voordat deze gestorven is, vraagt hij haar naar de redenen daarvan. Als antwoord op deze vraag legt zij hem uit dat het niet netjes is om dit sterven op zijn natuurlijke beloop te laten, omdat dit zou betekenen dat de collega in de ochtendploeg het lichaam zou moeten afleggen. Het is moeilijk voor te stellen dat dit onderwerp zelf of de specifieke handeling – nog-levenden als doden behandelen – in een interview (los van de context van observatie) aan de orde zou hebben kunnen komen. Nog minder waarschijnlijk is het dat daarbij dan de lokaal – tijdens de handeling – geldende intentie zou worden genoemd, om nog maar te zwijgen over de onbespreekbaarheid hiervan in een groepsdiscussie.[15]

Uit deze voorbeelden en het daarmee geïllustreerde methodologische principe volgt het volgende voorschrift:
- Als de vraagstelling betrekking heeft op handelingen – en dat is vaak het geval – dan is observatie (via participatie of via beeld- of geluidsopnamen) de (meest) geldige waarnemingsmethode.

Het is fout om in deze gevallen de voorkeur te geven aan individuele of focusgroepondervraging. Alleen als het onderzochte gedrag om praktische, juridische of ethische redenen niet kan worden geobserveerd – zoals in onderzoek naar waarom en wanneer men wel of niet een condoom gebruikt – kan van deze regel worden afgeweken. Maar dat moet dan expliciet een tweede – zij het onvermijdelijke – keuze zijn. Tevens moet in zulke gevallen het ontbreken van directe waarnemingsgegevens zo veel mogelijk worden gecompenseerd door te trachten in de ondervraging zo gedetailleerd mogelijke beschrijvingen van gedrag te verkrijgen, voordat er over de redenen, motieven en omstandigheden van die gedragingen kan worden gesproken.

Uit de gevolgde redeneerwijze kan ook een volgend voorschrift worden afgeleid:
- Gebruik individuele ondervraging alleen als waarnemingsmethode wanneer de vraagstelling betrekking heeft op meningen en ervaringen – dat wil zeggen op onderzoeksobjecten waartoe alleen de ondervraagde toegang heeft.

Dit lijkt een vanzelfsprekend voorschrift, maar toch wordt het veelvuldig overtreden. De meeste in medische tijdschriften gepubliceerde kwalitatieve interviewonderzoeken gaan in de eerste plaats over gedragingen – zoals het al of niet volgen van leefstijladvies, of het al of niet innemen van geneesmiddelen – en pas in de tweede plaats over redenen daarvoor. In de meeste van zulke gevallen zou een meer directe waarneming van gedrag – bijvoorbeeld via een dagboekmethode – meer valide gegevens hebben opgeleverd.

Twee soortgelijke maar inhoudelijk andere voorschriften – gebaseerd op hetzelfde principe, en al enigszins aangestipt in de discussie hiervoor – betreffen waarneming via focusgroepen:

- Gebruik focusgroepen nooit als waarnemingsmethode voor individuele meningen en ervaringen.
- Gebruik de focusgroep alleen als de onderzoeksvraag betrekking heeft op cultureel of sociaal geaccepteerde manieren van spreken.

De ratio voor deze twee met elkaar samenhangende voorschriften blijkt onmiddellijk, als men kijkt naar wat er in een focusgroep feitelijk gebeurt. De focusgroep is een publiek forum waarin de vertrouwelijkheid van de individuele interviewsituatie – en ook die van de anonieme vragenlijst – ontbreekt. Dit maakt het onwaarschijnlijk dat deelnemers hun meningen met anderen delen zonder daarbij zelfcensuur toe te passen. De discussie in de focusgroep is bij uitstek een vorm van *publieke* discussie, waarin duidelijk wordt welke visies of soorten argumenten met betrekking tot het bediscussieerde onderwerp cultureel of sociaal acceptabel zijn. Als die publieke vormen en normen van discussie het object van onderzoek vormen – en dat is vaak het geval in onderzoek naar (politieke) opinies en in marktonderzoek – dan is de focusgroep een bij uitstek geschikte (en geldige) vorm van waarneming. Vaak wordt de focusgroep echter gezien als een goedkoop middel om van meerdere respondenten tegelijk een mening of ervaring te horen – soms met het argument dat de deelnemers elkaar kunnen helpen hun ervaringen te verwoorden. In zulke gevallen krijgt men echter een resultaat dat wezenlijk anders is dan wanneer een individueel interview zou zijn gehouden.

Inhoudelijke en ecologische geldigheid

In deze beschouwing heb ik twee soorten van geldigheid samen als maatstaf genomen voor de beoordeling van de juistheid van een waarnemingsmethode bij een gegeven object van onderzoek, namelijk *inhoudelijke* en *ecologische geldigheid*. Inhoudelijke geldigheid slaat op de inhoudelijke passendheid van een waarnemingsmethode bij een onderzoeksobject, zoals de passendheid van observatie als waarnemingsmethode bij gedrag als object en de passendheid van ondervraging in het onderzoek naar gevoelens. Ecologische geldigheid is een vorm van geldigheid waarbij de 'natuurlijkheid' van de waarnemingscontext als criterium dient. Het uitgangspunt van ecologische geldigheid is dat een mening die een respondent in een interview uit, vaak verschilt van een mening in de 'werkelijke' situatie waarin die mening ertoe doet. Het zoeken naar die mening in een 'werkelijke' context is dan een meer valide waarnemingsmethode. Hetzelfde principe geldt voor de waarneming van gedrag. Gedrag in een experiment of laboratoriumsituatie zal verschillen van dat in een werkelijke context. In deze voorbeelden is de keuze voor ondervraging of observatie inhoudelijk even geldig, maar er zijn verschillen in ecologische geldigheid.

Betrouwbaarheid

De voorgaande verhandeling over geldigheid laat zien dat in kwalitatief onderzoek, althans in potentie, grote nadruk ligt op de *aansluiting bij het veld van onderzoek*, die onder meer wordt nagestreefd door grote zorg te besteden aan het bereiken van voldoende ecologische geldigheid. De vrijheid en creativiteit die van de kwalitatieve onderzoeker worden verlangd, komen uitermate van pas bij het zoeken naar methoden van waarneming die ecologisch geldig zijn. Maar deze creativiteit staat op gespannen voet met een methodologisch criterium dat in andere benaderingen vaak belangrijker wordt gevonden, namelijk *controleerbaarheid* en *repliceerbaarheid*. Stel dat een creatieve onderzoeker toegang heeft kunnen krijgen tot gedragingen die voor anderen ontoegankelijk bleken (zoals gedragingen in slaapkamers, criminele organisaties, of directiekamers) of tot gedachten die voor anderen niet of moeilijk toegankelijk zijn (zoals wanneer een interviewer vanwege diens persoonlijke kwaliteiten iemand gedachten kan laten verwoorden die in andere gesprekssituaties nooit gezegd zouden zijn). Als een andere onderzoeker al toegang zou kunnen krijgen tot (in principe) dezelfde gedragingen of gedachten, zou de persoonlijke manier waarop die toegang is verkregen dan niet leiden tot substantieel andere waarnemingen? Met andere woorden, is de repliceerbaarheid en daarmee de wetenschappelijke waarde van de waarnemingen niet onherstelbaar geschaad?

De *betrouwbaarheid* van het kwalitatieve onderzoek wordt over het algemeen – en door de bank genomen terecht – laag gevonden. In veel discussies over methoden van waarneming in kwalitatief onderzoek wordt deze geringe betrouwbaarheid als een gegeven beschouwd, en wordt dit aanvaarde feit vervolgens voorgesteld als de prijs die betaald moet worden voor de winst die gemaakt is op het terrein van geldigheid. Ik ben het in hoofdlijnen met deze benadering eens. Ik zie echter de geringere betrouwbaarheid van de waarnemingsmethoden die vaak door kwalitatieve onderzoekers worden gebruikt niet als iets om je bij neer te leggen, maar juist als een uitdaging om te zoeken naar werkwijzen die de betrouwbaarheid kunnen verhogen. Ik noem hierna een aantal manieren waarmee de betrouwbaarheid van de waarnemingen in kwalitatief onderzoek kan worden vergroot.

Vergroting van betrouwbaarheid

Om te beginnen zijn er wel degelijk onderzoeksobjecten waarvan de waarnemingsmethode met de grootste ecologische geldigheid ook de meest betrouwbare is. Het meest voor de hand liggende voorbeeld is dat van de niet-intrusieve waarneming, waarbij de onderzoeker gebruikmaakt van documenten, beelden, geluidsopnamen of andere artefacten die een gedrag of situatie vastleggen zonder enige interventie van zijn of haar kant.[16]

Ten tweede kan de betrouwbaarheid worden vergroot door bij meerdere waarnemingen steeds zo veel mogelijk op dezelfde (zo min mogelijk intrusieve) manier te werk te gaan. Dit principe kan worden toegepast op vele aspecten van het onderzoek: de manier waarop het onderzoek bij deelnemers (respondenten, geobserveerden, enzovoort) wordt geïntroduceerd; de manier waarop waarnemingen worden gedaan of vragen worden gesteld; de volgorde waarin waarnemingen worden gedaan en vragen worden gesteld. Wester gaat hier in hoofdstuk 8 verder op in.

Ten derde kan de betrouwbaarheid worden vergroot door de gegevens automatisch te registreren en niet (alleen) via *realtime* aantekeningen van de onderzoeker. Met andere woorden, het is altijd aan te bevelen om observaties en ondervragingen op beeld- of tenminste geluidsband vast te leggen.

Bestrijding van onderzoekersbias

Deze manieren om de betrouwbaarheid te vergroten berusten op vormen van mechanisering of standaardisering, waardoor de waarnemingen van een onderzoeker minder afhankelijk worden van toevallige omstandigheden of van eigenschappen van de waarnemer. Maar omdat alle beslissingen in een kwalitatief onderzoek meestal door één onderzoeker worden genomen, vormen zij geen voldoende remedie tegen *onderzoekersbias*. Bestrijding van deze *bias* kan op twee verschillende manieren plaatsvinden. Men kan een onderzoeksteam vormen waarin meerdere personen alle soorten waarnemingen en vormen van analyse doen. Door eenvoudige procedures, zoals het vergelijken van protocollen of van transcripten van interviews van de verschillende deelnemers, kunnen verschillen in aanpak worden opgespoord en kunnen manieren worden ontwikkeld om deze te verkleinen.

Een andere manier om onderzoekersbias tegen te gegaan is door anderen niet als medeonderzoeker in te schakelen, maar als *peer debriefer*. Door geregeld met een collega te spreken over aspecten van het onderzoek, kunnen alle aspecten van de kwaliteit van een onderzoek worden bewaakt, waaronder het bevorderen van de geldigheid van waarnemingen en het tegengaan van selectiebias. Een *peer debriefer* kan echter bij uitstek een rol spelen in het tegengaan van onderzoekersbias, omdat dit een bedreiging van onderzoekskwaliteit is die de onderzoeker het moeilijkst zelf kan onderkennen.

Representativiteit

Naast het bewaken van de geldigheid van waarnemingen en het bevorderen van de betrouwbaarheid daarvan, is het tegengaan van selectiebias de derde belangrijke methodologische uitdaging bij iedere waarnemingsstrategie. Hierbij gaat het erom dat de aantallen en soorten eenheden waarop de waarnemingsmethoden worden toegepast – zoals het aantal en de soorten observaties, of het aantal en de soorten respondenten – inhoudelijk representatief zijn voor het verschijnsel dat wordt onderzocht. Het gaat niet om een getalsmatig criterium, zoals dat geldt bij statistische representativiteit. In kwalitatief onderzoek wil men immers geen uitspraken doen over de mate waarin een verschijnsel voorkomt in een populatie, maar wil men komen tot een beschrijving en daarmee tot begrip van de betekenisverlening van actoren. Representativiteit betekent in dit verband dat al die betekenissen en de relaties daartussen die in de leefwereld van betrokkenen relevant zijn, in het materiaal zijn vertegenwoordigd. Net als voor geldigheid geldt dat deze relevantie en een 'voldoende vertegenwoordiging' niet getalsmatig kunnen worden uitgedrukt. De onderzoeker moet procedures hanteren die de kans vergroten dat het onderzochte verschijnsel van alle voor het onderzoek relevante kanten is bekeken, zonder dat de onderzoeker er ooit absoluut zeker van kan zijn dat dit voldoende is gebeurd.

De makke van een gemakzuchtige steekproef

In de praktijk van het kwalitatieve onderzoek wordt veel gebruikgemaakt van *convenience sampling* ofwel een steekproeftrekking die is gebaseerd op gemak; dat wil zeggen een keuze voor locaties, situaties of personen waarbij de onderzoeker zonder veel moeite waarnemingen kan doen. Deze gemakzuchtige praktijk wordt vaak verdedigd met het argument dat er toch geen statistische analyse wordt toegepast en dat het gaat om het *wat* en *hoe*, niet om het *hoe vaak* of *hoe veel*. Dit is echter een foute redenering, omdat het belangrijk is, ook wanneer men alleen een verschijnsel wil beschrijven om het te begrijpen, dat men alle relevante vormen en aspecten van dit verschijnsel heeft waargenomen in plaats van alleen een subset waartoe men 'toevallig' toegang heeft gekregen. De term 'toevallig' is hier misleidend, omdat het 'toeval' dat gevallen deel laat uitmaken van een gemakssteekproef juist vaak helemaal niet 'toevallig' is in de betekenis van *random*. Dit laatste begrip betekent dat iedere vertegenwoordiger van een verschijnsel (gedrag, gedachte) evenveel kans heeft om in de steekproef terecht te komen, terwijl dat in de gemakssteekproef juist helemaal niet het geval is. Daarin hebben immers alleen gevallen die – meestal om een niet-toevallige reden – al in het gezichts- of sociale veld van de onderzoeker voorkomen een onevenredig grote kans om in de steekproef terecht te komen. Omdat onderzoekers vaak niet weten hoe de gevallen die op hun weg komen zijn voorgeselecteerd door kenmerken van hun eigen netwerk en leefwereld, kunnen zij deze vorm van selectiebias maar moeilijk doorzien.

Random steekproeven ter vermijding van bias

Een radicale manier om selectiebias te voorkomen is *random sampling*. Deze vorm van steekproeftrekking wordt meestal gezien als het tegenovergestelde van een kwalitatieve onderzoeksopzet, maar dat is onterecht. In principe geldt voor kwalitatief onderzoek net zo goed als voor ander onderzoek dat selectiebias kan worden bestreden door random steekproeftrekking. Het is echter om drie redenen in de praktijk veel moeilijker uitvoerbaar. Eén reden is dat men in kwalitatief onderzoek vaak met zulke kleine aantallen (respondenten, gevallen) werkt, dat de kans op inclusie van een relatief zeldzame variant van het verschijnsel klein is. Men mist die variant nu niet door selectiebias (hoera) maar door kansvariabiliteit. Een tweede reden is dat men op deze manier grote aantallen van meer voorkomende varianten in de steekproef krijgt, die voor de analyse – die immers kwalitatief en niet getalsmatig is – weinig belang hebben. De derde reden is dat men voor een random steekproeftrekking een steekproefkader nodig heeft. Zulke kaders bestaan wel voor populaties van personen, maar meestal niet voor verschijnselen. Dit neemt niet weg dat het altijd de moeite loont om na te gaan of in het specifieke geval random steekproeftrekking mogelijk is. Dit is vooral vaak het geval bij observaties, die meestal naar tijdstip of context kunnen worden gerandomiseerd. Wanneer men bijvoorbeeld een aspect van het reguliere huisartsengesprek wil onderzoeken kan men een verzameling van opnamen van spreekuurgesprekken aanleggen die naar huisarts en volgnummer (eerste, tweede, enzovoort van de dag) is gerandomiseerd. Of de kwalitatieve onderzoeker zou een random steekproef kunnen trekken uit de bij het NIVEL aanwezige videotapes.

Theoretische steekproeven

Omdat *random* steekproeftrekking om deze praktische redenen vaak niet mogelijk en meestal inefficiënt is, maakt de kwalitatieve onderzoeker die zich niet laat verleiden tot de gemakssteekproef doorgaans gebruik van de 'theoretische' steekproeftrekking. Dit is een methode waarbij de onderzoeker steeds weer probeert vast te stellen wat het onderzoek – dat wil zeggen, zowel de waarnemingen als de analyse die daarmee gelijke tred houdt – tot dusver heeft opgeleverd en welk type waarneming, en vooral ook welk soort waarnemingseenheid, de meest productieve bijdrage zou kunnen leveren aan het verdere verloop ervan. Dit is een hachelijke procedure, omdat de onderzoeker in principe altijd in het duister tast over wat de volgende waarneming brengen zal, maar is zeker te verkiezen boven een gemakssteekproef. Trouwens, de theoretische selectie van volgende waarnemingseenheden is bij uitstek een procedure die bewaakt en daarmee verbeterd kan worden via *peer debriefing*.

2.4 De gevalsstudie en longitudinaal onderzoek

De gevalsbeschrijving wordt in artikelen als deze vaak behandeld naast interviews, focusgroepen en observaties. Tot dusver heb ik het er echter niet over gehad. De reden daarvan is dat de gevalsbeschrijving geen waarnemingsmethode is. Zij kan het best worden gezien als een voorbeeld van een multimethode (of *mixed method*) opzet. Kenmerk daarvan is dat verschillende waarnemingsmethoden naast of na elkaar worden gebruikt. Zo kan men in het kader van een gevalsbeschrijving van een ziekenhuisafdeling: observeren, interviews houden met werkers en patiënten, focusgroepen houden, een gestandaardiseerd vragenlijstonderzoek onder deze deelnemers verrichten, documenten bestuderen en cijfermatig materiaal verzamelen dat toch al routinematig op deze afdeling wordt geproduceerd (zoals over opnameduur of metingen van kwaliteit van leven bij patiënten).

Goed kwalitatief onderzoek bestaat vaak uit een combinatie of – nog beter – een opeenvolging van verschillende deelprojecten, waarbij de doelstelling en vraagstelling (en daarmee de meest adequate waarnemingsmethode) van ieder deelproject steeds afhankelijk zijn van de resultaten van voorgaande deelprojecten. Zo'n multimethodenonderzoek kan een gevalsbeschrijving zijn, bijvoorbeeld van een ziekenhuisafdeling of behandelprogramma, maar dat hoeft niet. Het zou ook heel goed om het onderzoek van een niet aan een locatie of institutie gebonden verschijnsel kunnen gaan, bijvoorbeeld de wachttijd voor een behandeling, of van een subcultuur. De grens tussen een gevalsbeschrijving en een etnografisch onderzoek is in zulke gevallen moeilijk te trekken.

Een ander belangrijk element van de onderzoeksopzet dat in het voorgaande niet aan de orde is geweest, betreft de kwestie of een waarneming eenmalig wordt gedaan of wordt herhaald. Het overgrote deel van de kwalitatieve onderzoeken die in medische tijdschriften zijn gepubliceerd, zijn gebaseerd op eenmalige waarneming, dus op een dwarsdoorsnede opzet. Vaak hebben de onderzoeksonderwerpen een longitudinaal aspect, bijvoorbeeld wanneer men wil onderzoeken hoe patiënten met kanker zich aanpassen aan de verschillende bezoekingen die het ziekte- en behandeltraject meebrengt. Vaak worden dan de eenmalige waarnemingen bij patiënten die zich in verschillende fasen van het traject bevinden samengevoegd, alsof de verschillende waarnemingen betrekking hadden op één patiënt. Of patiënten wordt gevraagd over eerdere fasen te rapporteren op basis van hun herinnering. Deze werkwijzen zijn echter niet goed verdedigbaar. In kwantificerend onderzoek is herhaalde meting bij dezelfde personen om een beloop vast te stellen, zeker in medisch onderzoek, gemeengoed. In kwalitatief onderzoek is dat zeker niet het geval, maar het zou het wel moeten zijn.

2.5 Voorbeeld van goed kwalitatief onderzoek

De beste kwalitatieve onderzoeken zijn die waarin aan vele van de hier behandelde criteria is voldaan. Tot slot wil ik graag bij wijze van voorbeeld verwijzen naar een onderzoek dat het hier beschreven ideaal dicht benadert, het onderzoek van Gaynor Lloyd-Jones naar de manier waarop eerstejaars medische studenten zich aanpassen aan een curriculum dat is gebaseerd op de principes van probleemgestuurd onderwijs (PGO).[17,18] Zij maakte slim gebruik van een soort 'natuurlijk experiment', dat te danken was aan het feit dat in haar medische faculteit een nieuw curriculum met PGO-onderwijs werd ingevoerd. De eerstejaarsstudenten die aan deze nieuwe studie begonnen, konden niet gebruikmaken van advies van een vorige jaargang. De daaropvolgende jaargang kon echter weer wel gebruikmaken van de ervaringen die aan hen werden overgedragen door de eerste groep. Het onderzoek werd opgezet als een gevalsbeschrijving met twee gevallen, namelijk de twee jaargangen studenten. Het enige belangrijke verschil tussen deze twee jaargangen was het al dan niet aanwezig zijn van een eerdere groep met eigen ervaring in dit PGO-curriculum. Andere omstandigheden waren in principe gelijk. Het onderzoek was longitudinaal opgezet, dat wil zeggen dat de studenten in een jaargang het hele studiejaar door werden gevolgd, om zo de ontwikkeling van hun studiemethoden te kunnen volgen. In ieder van de twee jaren werden meerdere waarnemingsmethoden gebruikt, steeds met een specifieke doelstelling.

Begonnen werd met participerende observatie om de studenten en hun preoccupaties te leren kennen, en ook later meer gericht om hun studiemethoden te observeren. Deze observaties werden in een later stadium aangevuld met interviews waarin studiemethoden en opinies daarover werden geëxploreerd. De interviews werden later in het studiejaar gevolgd door focusgroepen die waren samengesteld uit nog niet geobserveerde of geïnterviewde studenten, vooral om de bevindingen tot dusver te bevestigen. Ten slotte werden aan het eind van het studiejaar de belangrijkste thema's nog eens aan de hele groep voorgelegd via een gestandaardiseerde vragenlijst. Daarbij werden (gelukkig) de eerdere op kwalitatieve waarneming berustende bevindingen bevestigd. Op theoretische gronden en op basis van de bevindingen in de eerste jaargang (die atypisch was voor de socialisatie in een onderwijssysteem, omdat er in het 'normale' geval een oudere groep is die adviezen over studiemethoden kan geven), werden hypothesen geformuleerd over de tweede jaargang. Sommige daarvan werden bevestigd, andere niet. Dit onderzoek had vooral een theoretische doelstelling, waarin ideeën uit de onderwijssociologie (deels gebaseerd op eerdere onderzoeken over het medisch onderwijs) en de literatuur over PGO werden getoetst. Dit onderzoek demonstreert hoe theorie ontwikkeld en getoetst kan worden in een gevalsbeschrijving.

Het is niet altijd mogelijk om een kwaliteit te bereiken die in dit voorbeeldig onderzoek is bereikt, maar het kan geen kwaad om de lat voor het kwalitatieve onderzoek in de geneeskunde en de gezondheidszorg wat hoger te leggen dan op dit moment gebruikelijk is.

Literatuur

1 Britten N. Qualitative Research: Qualitative interviews in medical research. BMJ 1995;311:251-3.
2 Kitzinger J. Qualitative Research: Introducing focus groups. BMJ 1995;311:299-302.
3 Mays N, Pope C. Qualitative Research: Observational methods in health care settings. BMJ 1995;311:182-4.
4 Jones J, Hunter D. Qualitative Research: Consensus methods for medical and health services research. BMJ 1995;311:376-80.
5 Keen J, Packwood T. Qualitative Research: Case study evaluation. BMJ 1995;311:444-6.
6 The AM, Hak T, Koëter G, Wal G van der. Collusion in doctor-patient communication about imminent death: an ethnographic study. BMJ 2000;321:1376-81.
7 Savage J. Ethnography and health care. BMJ 2000;321:1400-2.
8 Wester F, Hak T. De methodologie van kwalitatief onderzoek. In: Hak T, Wester F, redactie. Kwalitatief onderzoek: de praktijk. Waarneming, analyse en reflectie. Amsterdam: SISWO, 2003:7-17.

9 Wester F. Strategieën voor kwalitatief onderzoek. Muiderberg: Coutinho, 1995.
10 Smaling A. Methodologische objectiviteit en kwalitatief onderzoek. Lisse: Swets & Zeitlinger, 1978.
11 Freeman AC, Sweeney K. Why general practitioners do not implement evidence: qualitative study. BMJ 2001;323:1100-2.
12 Merton RK, Fiske M, Kendall PL. The focused interview. A manual of problems and procedures. Glencoe (Il): Free Press, 1956.
13 Barrows HS. Stimulated recall (personalized assessment of clinical reasoning). Carbondale (Il): Southern Illinois University Medical School, 2000.
14 Sudnow D. Passing on: the social organization of dying. Englewood Cliffs (NJ): Prentice-Hall, 1967.
15 Hak T. 'Text' and 'con-text': Talk bias in studies of health care work. In: Sarangi S, Roberts C, editors. Talk, work and the institutional order. Berlin: Mouton De Gruyter, 1999:427-51.
16 Webb EJ, Campbell DT, Schwartz RD, Sechrest L . Unobtrusive measure. Non-reactive research in the social sciences. Chicago: Rand McNally, 1966.
17 Lloyd-Jones G. A multiple case study of the first year student perspective in a medical undergraduate PBL curriculum. Proefschrift. University of Liverpool, Department of Primary Care, 2002.
18 Lloyd-Jones G, Hak T. Self-directed learning and student pragmatism. Adv Health Sci Educ Theory Pract 2004;9:61-73.

3 Systematiek en toepassing van de kwalitatieve survey

Harrie Jansen

3.1 Inleiding

Een groot deel van al het kwalitatief onderzoek bestaat uit de uitvoering en analyse van een beperkt aantal (minder dan vijftig) halfgestructureerde interviews met het doel de verscheidenheid te beschrijven van ideeën, ervaringen en gedragingen in een bepaalde doelgroep (bijvoorbeeld artsen, mantelzorgers, reumapatiënten, daklozen). De interviews worden in de analyse per onderwerp vergeleken en samengevat tot één of meer thema's of typen. In de rapportage worden de verschillende categorieën toegelicht met citaten uit de interviews.

De methodologische identiteit van dit eenvoudige type kwalitatief onderzoek blijft over het algemeen onbenoemd. Tot voor kort werd het vaak ten onrechte voorgesteld als gefundeerde theorie (GT-)onderzoek. Tegenwoordig blijft het veelal bij de aspecifieke aanduiding 'kwalitatief onderzoek'. Sommigen gebruiken de term 'generiek kwalitatief onderzoek',[1,2] maar de term 'generiek' voegt geen informatie toe. Verschillende auteurs (zoals in deze bundel zowel Hak (hoofdstuk 2) als Wester (hoofdstuk 8)) hebben vastgesteld dat publicaties over dit type onderzoek veelal gebrekkig zijn in hun methodologische onderbouwing. Anderen hebben gesignaleerd dat er geregeld verwarring is over de systematiek ('logic') van dit eenvoudige en populaire type kwalitatief onderzoek,[3,4] zonder echter een heldere oplossing te bieden. Mijn voorstel is om dit type onderzoek te benoemen als 'kwalitatieve survey'. Hierna zal ik de systematiek van dit onderzoekstype stapsgewijze beschrijven en het tegelijk vergelijken met zijn kwantitatieve tegenhanger, de statistische survey. Daarmee wil ik zowel onderzoekers, gebruikers als andere lezers de nodige criteria in handen geven voor de beoordeling van dit type onderzoek. Ook hoop ik hiermee enige verheldering te brengen in de discussie over verschillen tussen kwalitatief en kwantitatief onderzoek.

3.2 De kwalitatieve survey

De term 'survey' verwijst in de sociologie oorspronkelijk naar populatiebeschrijvend onderzoek op basis van de waarneming van een aantal leden (de steekproef) van die populatie. De populatie kan de totale bevolking van een land zijn, maar ook een beroepsgroep, zoals huisartsen, reizigers van de NS of bedrijven van een bedrijfstak. Het gaat erom dat niet de onderlinge relaties en communicatieprocessen tussen de bestudeerde eenheden worden onderzocht maar de individuele kenmerken, gedragingen of cognities; bijvoorbeeld alcoholconsumptie, huisartsbezoek, politieke voorkeur. In de gangbare literatuur valt onder 'survey' uitsluitend de kwantitatieve, statistische variant van populatiebeschrijvend onderzoek. Het primaire doel daarvan is de schatting van frequenties (prevalenties) van gedragingen, ervaringen en opvattingen in de populatie. In de methodologie van deze surveys staat de statistische analyse centraal. Daarmee berekent men de betrouwbaarheidsmarges als maat voor de nauwkeurigheid van de populatieschattingen.

Er is echter ook een kwalitatieve manier om een populatie te beschrijven, ook op basis van waarnemingen bij een aantal leden van die populatie. Deze kwalitatieve survey heeft niet als primaire doel de schatting van *frequenties* maar beschrijving van de *verscheidenheid* binnen een populatie. Bijvoorbeeld, welke verschillende betekenissen heeft doktersbezoek voor Rotterdamse gepensioneerden, of welke verschillen zijn er tussen huisartsen in de omgang met overmatige alcoholconsumptie van patiënten?

De kwalitatieve survey is dus die vorm van onderzoek waarin de verscheidenheid van gedrag of cognities binnen een populatie wordt vastgesteld. Deze betekenis van 'kwalitatieve survey' is veel ruimer dan bij Wester in *Strategieën van kwalitatief onderzoek*.[5] Hij verbindt de kwalitatieve survey met 'relatief grote aantallen (50 of meer) gevallen', afwisseling van waarneming (lees: interviews) en analyse, en de gerichtheid op gefundeerde theorievorming. De term 'kwalitatieve survey' komt behalve bij Wester nauwelijks voor in gangbare overzichten van kwalitatief onderzoek en ook niet in algemene methodologieboeken. Er zijn echter twee sprekende uitzonderingen. In het Nederlands is dat de tweede druk van het *Basisboek Kwalitatief onderzoek*;[6] de afbakening en identificatie van de kwalitatieve survey blijft hier echter vrij vaag. In het Engelse *The survey handbook* wijdt Arlene Fink een paragraaf aan 'Qualitative survey analysis' en zet deze af tegen de statistische survey.[7] De kwalitatieve survey is in haar ogen vooral bruikbaar voor de exploratie van betekenissen en ervaringen van mensen. Ook hier blijft de methodologische specificatie echter oppervlakkig. Interessant is dat buiten de methodologische literatuur de term kwalitatief survey al heel lang en als vanzelfsprekend gebruikt blijkt te worden in de hier voorgestelde betekenis van beschrijving van de verscheidenheid in een populatie. Voorbeelden zijn een biologisch onderzoek naar soorten huismijt in verschillende huizen[8] en een onderwijskundig onderzoek naar de houding van leraren tegenover computer assisted learning.[9]

Een praktisch voorbeeld: het onderzoek naar langdurig benzodiazepinegebruik. Bij de hierna volgende uiteenzetting van de systematiek van de kwalitatieve survey gebruik ik voorbeelden uit een eigen onderzoek naar benzodiazepinegebruik onder ouderen in Rotterdam.[10] Benzodiazepinen, hier afgekort tot benzo's, zijn veel voorgeschreven slaap- en kalmeringsmiddelen. Bij langdurig frequent gebruik helpen deze medicijnen niet meer en hebben zij vooral nadelige effecten. Doel van het onderzoek was na te gaan hoe het komt dat deze medicijnen desondanks nog veel worden voorgeschreven en geslikt. Het onderzoek bestond uit drie onderdelen:
1 Een longitudinaal statistisch onderzoek naar het verloop van de benzodiazepineconsumptie door ouderen in Ommoord over de periode 1992-1999.
2 Een kwalitatieve survey in de regio Rotterdam naar de biografische betekenissen (functies) die langdurige gebruikers toekennen aan benzo's en naar de manieren waarop zij deze medicijnen gebruiken.
3 Een kwalitatieve survey onder huisartsen in Rotterdam en omgeving naar hun ervaringen, visies en voorschrijfbeleid met betrekking tot benzodiazepinen.

3.3 De kwalitatieve en de statistische survey in acht stappen

In de basisvorm heeft de kwalitatieve survey dezelfde fasering als de statistische survey, namelijk die van 'de empirische cyclus'. Dat maakt het gemakkelijk om de beide onderzoeksprocessen parallel te schematiseren en per stap te vergelijken.

Kwalitatieve en statistische surveys kunnen identieke doelstellingen en een identieke vraagstelling hebben. Pas bij de operationalisering van de vraagstelling in concrete *kennisdoelen* kiest de onderzoeker voor het ene of het andere type survey (of een ander onderzoeksdesign). In heel veel gevallen kiest men echter feitelijk al veel eerder. Sommige onderzoekers/onderzoeksinstituten operationaliseren elke vraagstelling bij voorbaat in een gestandaardiseerde vragenlijst en vertalen dan ook elke onderzoeksvraag in een vraag naar frequenties en correlaties. Anderen kiezen bij voorbaat voor een kwalitatieve benadering. In het methodologisch 'zuivere' geval zal de operationalisering van de vraagstelling echter worden gestuurd door reflectie op de precieze kennisbehoeften.[6,11]

In tabel 3.1 ga ik voor het gemak uit van een dataverzameling in de vorm van ondervraging van individuele personen. Wat systematiek betreft maakt dit geen verschil met surveys op basis van observatie van gedrag, lezing van teksten of MRI-scans.

Tabel 3.1   De kwalitatieve en de statistische survey in acht stappen.

stappen	kwalitatieve survey	statistische survey
1 bepalen van kennisdoel door specificatie van		
• het type kennis	• verscheidenheid in kenmerk, gedrag of cognitie	• frequenties van kenmerk, gedrag, cognitie
• de analyse-eenheid	• populatie = verzameling personen (of andere eenheden)	• populatie = verzameling personen (of andere eenheden)
• de waarnemingseenheid	• persoon	• persoon
2 kiezen van waarnemingsmethode	interview (face-to-face, telefonisch)	interview (face-to-face, telefonisch)
3 steekproef trekken	zelf-invul-vragenlijst (schriftelijk, elektronisch)	zelf-invul-vragenlijst (schriftelijk, elektronisch)
• wijze van selectie	beredeneerd, doelgericht	toeval (gelijke kansen)
• criterium voor de omvang	verzadiging = dekking van verscheidenheid	nauwkeurigheid van schatting (betrouwbaarheidsinterval)
4 vragen stellen	open	gesloten
5 data opslaan	elektronisch opnemen of opschrijven van antwoorden	aankruisen van antwoordcategorieën
6 coderen		
• code-ontwikkeling	inductief/interpreterend	deductief/operationaliserend
• codeur	onderzoeker achteraf	interviewer of respondent zelf
7 analyseren	casussen vergelijken en typeren	waarden tellen en schatten
(software)	(Kwalitan, Atlas-ti, MaxQDA, nVivo)	(SPSS, SAS, SYSTAT, BMDP)
8 rapporteren		
• resultaten	categorieën en/of typen verantwoorden met 'bewijzende' fragmenten	frequentietabellen en parameters (populatiewaarden) statistisch verantwoorden met betrouwbaarheidsintervallen

stappen	kwalitatieve survey	statistische survey
• conclusies	interpretatie van betekenis voor de wetenschappelijke en/of praktische doelstelling van het onderzoek	interpretatie van betekenis voor de wetenschappelijke en/of praktische doelstelling van het onderzoek

Stap 1 Het kennisdoel: type kennis, analyse-eenheid en waarnemingseenheid

Bij de doelstellingen van een onderzoek onderscheidt men externe doelstellingen (oplossing van een praktisch en/of theoretisch probleem) en interne doelstellingen (de kennisdoelen die in de vraagstelling worden geformuleerd). Voor elk kennisdoel afzonderlijk bepaalt men welke onderzoeksmethode daarvoor de meest adequate is. Vooral casestudies zijn vaak 'multimethodisch': combinaties van bijvoorbeeld inhoudsanalyse op documenten, expertinterviews, een enquête onder klanten/patiënten, en praktijkobservaties. Strikt genomen worden er dan methodologisch verschillende onderzoeken gedaan met elk hun eigen kennisdoel en systematiek. Surveys zijn als regel unimethodisch, maar dat hoeft niet. Denkbaar is bijvoorbeeld dat respondenten behalve verbale interviews tekenopdrachten maken of dagboekjes bijhouden.

De analyse-eenheid is het object waarover je door middel van het onderzoek uitspraken wilt doen; de waarnemingseenheden zijn de objecten waarover je data verzamelt. In een survey is de analyse-eenheid (populatie) een verzameling waarnemingseenheden (individuen). In het benzo-onderzoek waren respectievelijk de populatie ouderen in Ommoord, de populatie oudere benzogebruikers in de regio Rotterdam en de populatie huisartsen in de regio Rotterdam analyse-eenheden.

Statistisch surveyonderzoek heeft vaak impliciet de pretentie van universele geldigheid, misschien niet zozeer wat betreft de gemeten frequenties (prevalenties), maar dan toch wel wat betreft gevonden correlaties en toetsingsresultaten over hypothesen. Kwalitatieve surveys zijn veeleer gericht op lokale, ecologische geldigheid, vooral als het om praktijkgericht onderzoek gaat.

Stap 2 De waarnemingsmethode

Zowel in statistische als in kwalitatieve surveys kan men de data verzamelen door middel van schriftelijk, telefonisch, elektronisch of face-to-face (mondeling) gestelde vragen, dan wel via auditieve en visuele waarneming. Statistische surveys zijn door de standaardisatie van zowel vragen als antwoorden beperkt tot gesloten vragen of gesloten observatieschema's; bovendien is de dataverzameling in tijd en personeel gescheiden van de analyse. In de kwalitatieve survey is de onderzoeker vaak zelf (een van de) interviewer(s), juist omdat de kwaliteit van de interviews sterk wordt bepaald door het inzicht van de interviewer in de kennisdoelen van de survey. Dit is een belangrijke voorwaarde voor gericht en adequaat doorvragen, wat in de kwalitatieve survey van groot belang is voor de datakwaliteit. Bovendien kan allerlei nonverbaal gedrag van belang zijn bij de interpretatie van verbale data.

In een minimale variant kan ook een schriftelijke of elektronische (e-mail)-ondervraging met open vragen worden toegepast, bijvoorbeeld bij taboeonderwerpen of geografisch sterk verspreide populaties. In die gevallen kan de onderzoeker echter niet meteen doorvragen.

Stap 3 De steekproef

De statistische steekproef Bij een statistische survey gaat het om de schatting van frequenties in een populatie. Om de statistische betrouwbaarheid van die schatting te bepalen, moet de kans op selectie voor alle leden van de steekproef bekend zijn. Dat vereist op de eerste plaats een *steekproefkader* (lijst) waarin alle leden van de populatie voorkomen; bijvoorbeeld de gemeentelijke bevolkingsadministratie, of (minder goed maar wel goedkoop) het telefoonboek. Bij medisch onderzoek zal vaak gebruikgemaakt kunnen worden van patiëntenregisters. Voor onderzoek naar gestigmatiseerd gedrag of gedrag van gemarginaliseerde personen ('hidden populations') is een bevolkingsadministratie niet goed bruikbaar als steekproefkader. Bij statistische surveys over harddruggebruikers bestaat het moeilijkste deel van het werk dan ook uit de ontwikkeling van een steekproefkader.

De kwalitatieve steekproef Bij een kwalitatieve survey gaat het om vertegenwoordiging van de verscheidenheid die in de populatie bestaat, met andere woorden dat alle varianten van het onderzoeksobject in de steekproef vertegenwoordigd zijn. Als dat het geval is, spreekt men van variatiedekking of 'verzadiging'. De term 'verzadiging' heeft hier een iets andere betekenis dan in de gefundeerde theorie; daar gaat het om theoretische verzadiging (zie Wester,[5] p. 58) hier om empirische verzadiging. Wat verzadiging is, hangt overigens mede af van de verscheidenheid die je uiteindelijk *relevant* vindt. Aangezien elk individu anders is, is voor 100% volledige verzadiging de hele populatie nodig, net zoals voor 100% betrouwbaarheid bij de statistische survey ook de hele populatie moet worden ondervraagd. Bij heel kleine populaties (bijvoorbeeld de raad van bestuur van een onderneming) is dat trouwens best mogelijk.

Om verzadiging zo volledig mogelijk te maken, is een stapsgewijze iteratie van dataverzameling en analyse te prefereren. Dat wil zeggen, je begint met bijvoorbeeld vijf interviews, analyseert de verscheidenheid en bedenkt dan waar in de populatie je zou kunnen verwachten nog nieuwe varianten te vinden. Daar doe je dan weer enkele interviews en vergelijkt deze met de eerste vijf, om te zien of er echt iets nieuws gevonden is, enzovoort tot je geen nieuwe informatie meer vindt.

Tabel 3.2 Voorbeeld van een doelgericht steekproefkader voor een kwalitatieve steekproef van huisartsen.

	solopraktijk		duopraktijk		groepspraktijk	
	centrum	rand	centrum	rand	centrum	rand
vrouw	I	II	III	IV	V	VI
man	VII	VIII	IX	X	XI	XII

In de praktijk is het niet altijd mogelijk een stapsgewijze procedure te volgen en moet je vooraf een steekproef samenstellen en de omvang bepalen. Vaak dwingt het budget of de beschikbare tijd tot het trekken van een eenmalige ('one shot') steekproef. Om dat zo goed mogelijk te doen, is het zinvol om – op basis van literatuur en andere kennis – een doelgericht steekproefkader te maken. Dat is een classificatiesysteem met de condities waarvan je vermoedt dat zij verschil maken voor je onderwerp. Voor bijvoorbeeld de huisartsensurvey in het benzo-onderzoek hadden wij bedacht, dat structureel geregelde collegiale samenwerking verschil zou maken voor het voorschrijfbeleid (tabel 3.2). Daarbij werden drie typen onderscheiden: solopraktijk, duopraktijk en groepspraktijk. Ook zouden mannelijke huisartsen wellicht anders met benzo's omgaan dan vrouwelijke, en huisartsen in de relatief arme centrumwijken zouden wellicht met andersoortige benzoproblematiek worden geconfronteerd dan huisartsen in welvarende buitenwijken.

Deze drie variabelen leveren in totaal $3 \times 2 \times 2 = 12$ verschillende condities op (tabel 3.2). Uiteindelijk werden tien huisartsen geïnterviewd die zoveel mogelijk gespreid waren over deze condities. Idealiter zou een groter aantal respondenten beter zijn geweest uit het oogpunt van verzadiging. Toch hebben we kunnen vaststellen dat de verscheidenheid in voorschrijfbeleid die wij onder deze tien huisartsen hebben gedocumenteerd, wel degelijk waardevolle inzichten opleverde over het langdurig voorschrijven van benzo's. Nogmaals: wat relevante verscheidenheid is, en daarmee ook de definitie van verzadiging, hangt mede af van de doelstelling.

'Theoretisch' zet ik hier tussen aanhalingstekens, omdat dit steekproefkader gebouwd is op vooroordelen die maar in beperkte mate worden gerechtvaardigd door wetenschappelijk getoetste theorieën.

Overigens is zo'n schema vooraf als richtlijn ook handig, wanneer er wel tijd en geld is om stapsgewijze dataverzameling en analyse af te wisselen. In dat geval verandert het steekproefkader bij elke stap in het iteratieve proces. Gaandeweg zou de onderzoeker bijvoorbeeld op het idee kunnen komen dat huisartsen die recent opgeleid zijn, anders omgaan met benzo's dan huisartsen die lang geleden zijn opgeleid. Immers, tot aan de jaren zeventig van de vorige eeuw nam men nog aan dat benzo's onschadelijk waren. Op zo'n moment is het handig om alsnog de factor 'opleidingsperiode' in het steekproefkader op te nemen.

Stap 4 Open en gesloten vragen, maatwerk en standaardisering

'Open vraag' betekent niet meer dan een vraag zonder voorgecodeerde antwoorden. Vaak worden de termen 'gestructureerd' of 'gestandaardiseerd' gebruikt voor vragenlijsten in statistische surveys. Er wordt gewerkt met een vaste volgorde, vaste vraagformuleringen en vaste antwoordcategorieën. In de kwalitatieve survey kan gewerkt worden met een lijst van vaste startvragen in een vaste volgorde, maar het gaat altijd om open vragen. Vaak gebruikt men een 'itemlijst' met korte aanduidingen van de onderwerpen die aan de orde moeten komen, soms een uitvoerige interviewhandleiding. Precieze formuleringen en volgorde worden aangepast aan het verloop van het interview. Hier wordt dus maatwerk geleverd. Men spreekt van een 'semigestructureerd' interview als de itemlijst wel vooraf vaststaat en van een volledig open interview als alleen het globale onderwerp vaststaat – zonder structurering in een itemlijst.

In de minimale vorm is het kwalitatieve interview een interview met één open vraag zoals: 'Hoe vaak neemt u een pil?' of 'Wanneer gebruikt u een kalmeringsmiddel?'

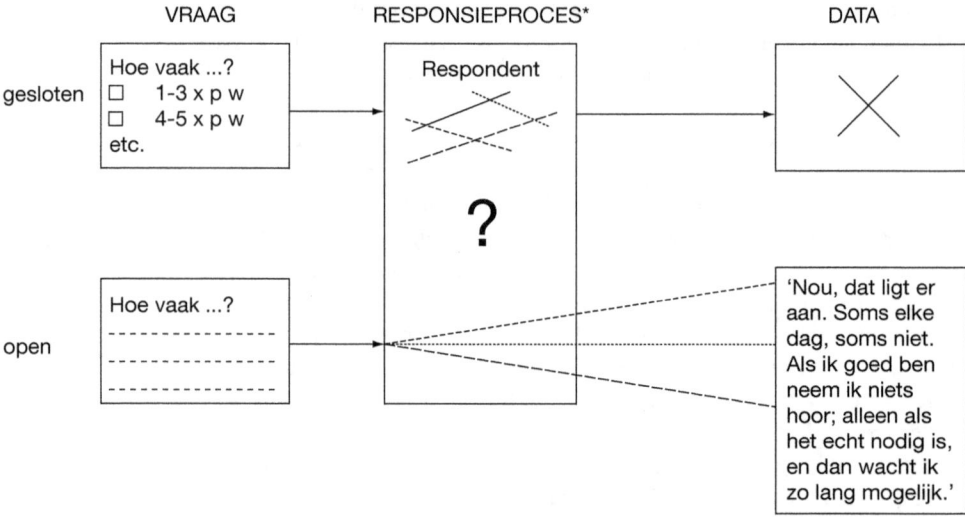

* De vraag brengt bij de respondent een cognitief proces op gang dat niet waarneembaar is voor de interviewer. In die zin is de respondent een 'black box'. Bij een open vraag komt van dat interne proces in het algemeen meer naar buiten dan bij een gesloten vraag.

Figuur 3.1
Vergelijking van de gesloten en de open vraag 'Hoe vaak neemt u een pil?'

Open vragen leveren vaak ongevraagde informatie op die onvoorziene aspecten van het bestudeerde gedrag aan het licht brengt. Dat is ook juist de bedoeling van open vragen. Een open interview krijgt meer 'diepte' wanneer er na het eerste antwoord verder doorgevraagd wordt naar details en omstandigheden. De mogelijkheid tot doorvragen is een heel belangrijk voordeel van kwalitatieve boven statistische surveys. In het voorbeeld wordt op een simpele open vraag direct al heel veel informatie gegeven over het gebruikspatroon van de respondent. Maar de respondent had ook kunnen volstaan met het eerste onderdeel: 'Nou, dat ligt er aan' en daarmee had de interviewer dan genoegen kunnen nemen. Meestal zal een interviewer dan doorvragen, en er dus een 'diepte'-interview van maken.

Merk op dat in dit voorbeeld beide antwoorden (op de open vraag en op de gesloten vraag) van dezelfde respondent afkomstig zouden kunnen zijn.

Stap 5 Data opslaan

In de statistische survey bestaan de data uit kruisjes bij antwoordcategorieën. Die antwoordcategorieën zijn vooraf bepaald en van een numerieke code voorzien. In de kwalitatieve survey worden de vragen en antwoorden op band opgenomen en vervolgens integraal dan wel selectief letterlijk uitgetypt (transcriptie). Soms worden met de hand notities gemaakt tijdens het interview die dan later worden uitgetypt. Hierbij kan veel relevante informatie verloren gaan en is de selectie oncontroleerbaar in vergelijking met volledige registratie en transcriptie.

Stap 6 Coderen

Coderen is het verbinden van ruwe data met 'theoretische' begrippen. In de statistische survey wordt die stap gezet bij de constructie van de vragenlijst, en wel deductief. Op basis van voorafgaande inzichten ('theorie') worden vragen ontworpen en wordt per vraag bepaald welke antwoorden relevant zijn. Die relevante antwoorden worden op een rijtje onder de vraag gezet en voorzien van een selectievakje (al dan niet genummerd) en een instructie.

In de kwalitatieve survey wordt het coderen achteraf en min of meer inductief gedaan. Dat verloopt in een aantal stappen.[6,11] Hierna volgt een eenvoudige aanpak:
- Lees eerst een aantal uitgewerkte interviews integraal door om een idee te krijgen 'wat er allemaal is'.
- Begin dan met de teksten in te delen in fragmenten die globaal over hetzelfde onderwerp gaan. Dikwijls zijn dit de startvragen uit het vragenschema, of termen die deze samenvatten; bijvoorbeeld 'slikfrequentie', maar meestal zul je al meteen meer onderwerpen onderscheiden dan in de itemlijst stonden.
- Dat onderwerp is dan de eerste code die aan het betreffende fragment wordt toegekend.
- Verfijn de codering daarna met meer kwalificaties per fragment en verdere onderverdeling van fragmenten. Bijvoorbeeld in het voorbeeld in figuur

3.1: het fragment 'Nou dat ligt er aan. Soms elke dag, soms niet' krijgt de code 'verschillend' (tegenover 'vast'), het fragment 'Als ik goed ben, neem ik niks hoor' krijgt de code 'afhankelijk van gevoel' en het fragment 'alleen als het echt nodig is, en dan wacht ik zo lang mogelijk' krijgt bijvoorbeeld de code 'alleen als nodig'.

- Groepeer in de loop van het proces de codes onder nieuwe abstractere categorieën, en kijk dan opnieuw welke onderscheidingen daarin logisch zijn. Bijvoorbeeld alle hier genoemde codes hebben wij ondergebracht bij 'gebruikspatroon' en in de loop van de verdere analyse hebben wij hier weer subgroepen van gemaakt tot een *typologie* van gebruikspatronen (zie onder stap 7).

Over het algemeen is het handig om bij dit fragmenteren, coderen, verder verfijnen en hergroeperen, ofwel het knippen en plakken, een softwareprogramma te gebruiken zoals MAXqda, Kwalitan, Atlas-ti of Nvivo. Het kost een paar dagen om zo'n programma goed onder de knie te krijgen, maar die tijd wordt dubbel en dwars terugverdiend.

Stap 7 Analyseren

In de statistische survey is de analyse gescheiden van de dataopslag. De analyse bestaat minimaal uit het berekenen van frequentieverdelingen (aantal scores per waarde) en de bijbehorende betrouwbaarheidsintervallen.

In de kwalitatieve survey begint de analyse bij het coderen. In principe zou het kunnen blijven bij een enkelvoudige codeergang: de interviews worden in fragmenten geknipt, de fragmenten met hetzelfde onderwerp krijgen dat onderwerp als code, en de stukjes met dezelfde code worden bij elkaar geplaatst. De verzameling fragmenten per code beschrijft dan de verscheidenheid van uitspraken over dat onderwerp. De lijst van verschillende uitspraken met dezelfde code is het kwalitatieve equivalent van de frequentieverdeling van een variabele in de statistische survey.

Hier zou de analyse kunnen stoppen, en soms gebeurt dat ook. Maar meestal zal men die verscheidenheid willen samenvatten in een beperkt aantal categorieën, net als bij de statistische analyse (gemiddelde, standaardafwijking, kwartielen); in dit geval zijn het nominale categorieën. Na het puur beschrijvende fragmenteren en coderen volgt daarom een fase van synthetiseren en abstraheren. Er wordt gezocht naar samenvattende overkoepelende categorieën voor bepaalde gedragsvormen of opinies (vgl. hoofdstuk 7 in Wester en Peters[12] en p. 75-77 in Boeije[11]). In het benzo-onderzoek voerden wij bijvoorbeeld het begrip 'gebruiksfrequentie' in als overkoepelende term voor de categorieën 'dagelijks slikken' en 'dagelijks afgewisseld met één of twee dagen per week zonder pillen'. Hier is al sprake van het begin van een beschrijvende theorie, want het overkoepelende begrip is een interpretatie van de overeenkomst tussen de beide categorieën. Vervolgens zal men vaak nog verder willen gaan door categorieën te combineren tot typen. Bijvoorbeeld combinaties van 'gebruiksfrequentie' met 'timing', 'dosering' en 'reflectie', uitmondend in een typologie van gebruikspatronen met drie typen:

routinegebruikers (dagelijks zelfde tijd zelfde dosis, zonder nadenken), gepreoccupeerde gebruikers (dagelijks, dosis en tijdstip variabel op basis van noodzaak, voortdurend nadenkend) en verantwoorde gebruikers (als routinegebruikers maar bewust gebruiksperiodes afwisselend met onthoudingsdagen). Een dergelijke *typologie* is veelal het optimale eindproduct van een kwalitatieve survey. Het is een beschrijvende theorie van het bestudeerde gedragspatroon. In dit geval een beschrijvende theorie van langdurig frequent benzodiazepinegebruik. Zo'n theorie geeft inzicht in verschillende vormen van het bestudeerde gedrag, maar nog geen causale verklaring. Daarvoor is nodig dat gezocht wordt naar de relatie van de gedragstypen met specifieke contexten. Daartoe bestaan verschillende mogelijkheden, zoals het experiment, statistische correlatieanalyse, vergelijkende gevalsanalyse en analytische inductie. De data van een enkelvoudige kwalitatieve survey zullen meestal te weinig basis bieden voor een causale theorie.

Voor het waarborgen van de interne geldigheid moet bij elke stap in de begripsvorming gecontroleerd worden of die interpretatie wel opgaat voor alle onderzochte gevallen en zo niet, hoe die 'uitzonderingen' dan benoemd en verantwoord kunnen worden.

Het bewezen geldigheidsbereik van de geconstrueerde typologie is beperkt tot de gevallen die zijn onderzocht en de populatie (doelgroep) waarvan zij deel uitmaken, indien de steekproef empirisch verzadigd is. Voor de beredenering van de externe geldigheid zijn er verschillende mogelijkheden.[13] Eén daarvan is de analogieredenering. Die houdt in dat een gevonden resultaat ook geldig zal zijn voor gevallen die in relevante opzichten gelijk zijn aan het onderzochte geval. Bijvoorbeeld: het is aannemelijk (tot het tegendeel is bewezen!) dat de gevonden verscheidenheid bij de geïnterviewde 25 Rotterdamse oudere benzogebruikers, ook in belangrijke mate dekkend is voor alle andere oudere benzogebruikers in Rotterdam. En gezien de overeenkomst in de werkwijzen van huisartsen en de samenstelling van de bevolking, is de typologie van gebruikspatronen wellicht ook dekkend voor de rest van de Randstad.

Ook hier verschilt de kwalitatieve survey dus systematisch van de statistische survey, waar de generaliseerbaarheid een kwestie van kansberekening is.

Stap 8 Rapporteren

De resultaten van de statistische survey worden gerapporteerd in de vorm van frequentietabellen met toelichting. De resultaten van de kwalitatieve survey worden gerapporteerd in de vorm van beschrijvingen van de verscheidenheid per onderwerp in nominale categorieën (thema's en/of typen). Die categorieën worden geïllustreerd met geselecteerde 'typerende' citaten uit de interviews. Die citaten geven de lezer een 'levensecht' beeld van de betekenis van het gepresenteerde begrip.

In beide gevallen wordt uitgelegd wat de betekenis van de resultaten is voor de beantwoording van de vraagstelling en voor de wetenschappelijke en/of maatschappelijke doelstellingen van het project. Hierbij hoort zowel een terugkoppeling naar de wetenschappelijke literatuur als naar de analyse van het praktische probleem. Daarbij zal tijdens de rapportage blijken dat er nog hiaten zijn in de analyse die alsnog moeten worden opgevuld. Rapportage en analyse wisselen elkaar in de tijd af in een soort cyclisch proces.

3.4 De kwalitatieve survey in vergelijking tot andere vormen van kwalitatief onderzoek

De kwalitatieve survey bestaat in de meest eenvoudige uitvoering uit eenmalige ondervraging van een beperkt aantal leden (laten we zeggen minimaal vijf) van een populatie (doelgroep). De populatie zou bijvoorbeeld kunnen zijn: patiënten met een kunstgebit, huisartsenbezoekers van farmaceutische bedrijven, ouders van jonge patiënten met astmatische klachten, internisten met wie de praktijk contact heeft of leden van de FTO-groep.

De analyse van de verschillen tussen de leden van een doelgroep kan zich beperken tot de opstelling van een lijst van aangetroffen relevante soorten gedrag of opinies. Dat kan voldoende zijn als verkenning van het onderzochte probleem. Een voorbeeld is het onderzoek van Freeman en Sweeney[14] over redenen van artsen om af te wijken van erkende 'evidence', dat elders in dit boek uitvoerig besproken is (par. 2.3). De analyse beperkt zich tot de opstelling van een rijtje redenen en omstandigheden die een rol spelen in de legitimatie van artsen voor hun 'onwetenschappelijke' gedrag. Dat onderzoek is overigens ook een voorbeeld van een onderzoek dat eigenlijk een kwalitatieve survey had moeten zijn, maar ten onrechte in de vorm van een focusgroep werd uitgevoerd. Zoals Hak (hoofdstuk 2) al opmerkte is de focusgroepmethode niet erg geschikt om verscheidenheid in kaart brengen. Het groepsproces belemmert namelijk de exploratie van individuele opvattingen en ervaringen, zeker waar die sterk afwijken van de groepsnorm.

Uit het voorgaande zal duidelijk zijn dat de kwalitatieve survey niet geschikt is voor kwantitatieve vragen als: 'zijn de meeste patiënten tevreden', 'wat is het normale verloop', 'wat komt het meest voor'. Daarvoor zal (eventueel na een kwalitatieve verkenning) een statistische steekproef moeten worden getrokken.

Het verschil tussen de kwalitatieve survey en 'grounded theory' (GT) is veelzijdig gradueel. Ten opzichte van de eisen die GT stelt, is de kwalitatieve survey een zeer bescheiden methodiek. Op de eerste plaats vereist GT theoretische verzadiging van begrippen, die alleen bereikt kan worden door meerdere rondes in dataverzameling en analyse, dus meerdere opeenvolgende empirische cycli. In het geval van benzogebruik zou dat betekenen dat na de formulering van de eerste typologie opnieuw data worden verzameld. In de nieuwe data wordt dan nagegaan of de gehanteerde begrippen en typen passend en dekkend zijn voor die nieuwe gevallen. Op de tweede plaats gaat het bij GT niet primair om de verscheidenheid in individuele gedragingen en cognities, maar om de identificatie van regulerende principes in een sociaal proces, zoals de omgang van artsen, verplegers en familieleden met stervende mensen in een ziekenhuis (het klassieke onderzoek van Glaser en

Strauss). Daarbij ligt het voor de hand om te beginnen met directe observatie van de betreffende interacties. Daarna kunnen dan vertegenwoordigers van de verschillende partijen worden geïnterviewd over de mogelijke betekenissen van wat is waargenomen. In het voorbeeld van benzogebruik zou dit kunnen betekenen: observatie (en/of video) van benzoconsulten, want daar worden primair de beslissingen genomen over het wel of niet gebruik. Na de observatie van elk consult kan dan met de huisarts en de patiënt worden besproken wat is waargenomen en hoe dat geïnterpreteerd zou kunnen worden.

De etnografie is in zekere zin het tegengestelde van de kwalitatieve survey. De etnograaf zoekt niet naar individuele verscheidenheid maar vooral naar vaste interactiepatronen en cognities in een bepaalde gemeenschap, en dat primair op basis van observatie. De populatie van de etnograaf is geen verzameling losse eenheden maar een gemeenschap: een zichzelf reproducerend stelsel van interacties en betekenissen.

In de empirische fenomenologie worden vaak ook 'losse' individuen geïnterviewd, net als bij de kwalitatieve survey. Die worden dan niet geselecteerd op basis van hun lidmaatschap van een bepaalde populatie, maar op basis van een bepaalde ervaring of gedrag. Het onderzoek is niet zozeer gericht op een beschrijving van verscheidenheid van gedragingen of cognities, maar focust op de essentie van bepaalde ervaringen.[15] In het kader van de benzoproblematiek kan het zinvol zijn om een fenomenologisch onderzoek te doen naar de ervaring van afhankelijkheid. Dat zou de vorm kunnen hebben van een aantal diepte-interviews met chronische benzogebruikers die zeggen het medicijn niet te kunnen missen. In de analyse (afgewisseld met nieuwe dataverzameling, zoals in GT) wordt gezocht naar het gemeenschappelijke in alle verschillende afhankelijkheidservaringen.

3.5 Tot slot: de kwaliteit

In deze bijdrage heb ik bewust gekozen voor de minimale vorm van de kwalitatieve survey. Daarmee hoop ik duidelijk gemaakt te hebben dat de kwalitatieve survey een eigen inherente systematiek heeft, die verantwoord kan worden op basis van het kennisdoel: beschrijven van verscheidenheid in een populatie. De minimale vorm met een kleinschalige eenmalige dataverzameling mag geen grote pretenties hebben wat betreft de volledigheid van de 'dekking' van de verscheidenheid in een grote populatie, ook niet wat betreft de robuustheid en het externe geldigheidsbereik van de resultaten (het rijtje thema's of de typologie). Ook de terugkoppeling naar de wetenschappelijke literatuur is vaak weinig diepgaand, maar dat is geen kenmerk van de systematiek.

Als men wetenschappelijke kwaliteit wil afmeten aan bewezen universele geldigheid van het onderzoeksresultaat, dan is de wetenschappelijke kwaliteit dus vaak beperkt. Maar die universele geldigheid is in praktijkgericht onderzoek vaak geen relevante doelstelling. Meestal gaat het om de lokale geldigheid als voorwaarde voor lokale praktische toepasbaarheid. Als een kwalitatieve survey onder patiënten voldoende inzicht biedt aan artsen om een (be)handelingsstrategie uit te stippelen, dan is de kwaliteit van de geproduceerde kennis adequaat. Om dat doel te bereiken is een overtuigende rapportage noodzakelijk, maar die hoeft niet altijd te voldoen aan alle eisen die in een wetenschappelijke rapportage vereist zijn. Voor een wetenschappelijke rapportage zal de plaats van het onderzoek in de academische literatuur, de mondiale 'body of knowledge' moeten worden aangegeven. Om die plaats te verdienen moet een gedegen verantwoording van de (beperkingen in) interne en externe geldigheid worden geleverd. Het hier gepresenteerde stappenschema kan worden gebruikt om te bepalen op welke aspecten een onderzoek zwak is en waar het sterker is. De huisartsensurvey en de benzogebruikerssurvey die ik als didactisch voorbeeld heb gebruikt, blijken dan absoluut geen voorbeeldige onderzoeken in termen van bewezen verzadiging (interne geldigheid) en generaliseerbaarheid (externe geldigheid). Maar die beperkingen zijn nu wel beter te identificeren en te verantwoorden dan wanneer alleen gerefereerd wordt naar algemene principes van kwalitatief onderzoek. Het zou goed zijn als voor etnografie, fenomenologie en andere specifieke vormen van kwalitatief of kwantitatief onderzoek een soortgelijke specificatie van methodologische eisen zou worden geformuleerd.

Literatuur

1. Merriam SB. Qualitative research and case study applications in education. San Francisco: Jossey-Bass, 1998.
2. Yefimov V. On pragmatic institutional economics. Paper for the EAEPE Conference, november 7-10, 2003, Maastricht. http://eaepe.infonomics.nl/papers/Yefimov.pdf (geraadpleegd juni 2005).
3. Baker C, Wuest J, Stern PN. Method slurring: the grounded theory/phenomenology example. J Advanced Nursing 1992;17(11):1355-60.
4. Caelli K, Ray L, Mill J. 'Clear as mud': Toward greater clarity in generic qualitative research. The International J Qualitative Methods, 2003. http://www.ualberta.ca/iiqm/backissues/2_2/caellietal.htm (geraadpleegd juni 2005).
5. Wester F. Strategieën voor kwalitatief onderzoek. 3e druk. Bussum: Coutinho, 1995.
6. Baarda D, Goede Md, Theunissen J. Basisboek kwalitatief onderzoek. Handleiding voor het opzetten en uitvoeren van kwalitatief onderzoek. 2e druk. Groningen: Stenfert Kroese, 2005.
7. Fink, Arlene (2003). The survey handbook. 2nd edition. Reeks The survey Kit deel 1. Thousand Oaks: Sage.
8. Stenius B, Cunnington AM. House dust mites and respiratory allergy: a qualitative survey of species occurring in Finnish house dust. Scandinavian Journal of Respiratory Diseases 1972;53(6):338-48.
9. Debski R, Gruba P. A qualitative survey of tertiary instructor attitudes towards project-based CALL. Computer assisted language learning 1999;12(3):219-39.

10 Stoele MTM, Luijendijk HJ, Tiemijer H, Heeringa H, Jansen HAM. Langdurig gebruik van slaap- en kalmeringsmiddelen door ouderen. Een kwantitatieve longitudinale analyse en een kwalitatieve survey onder gebruikers en voorschrijvende artsen in Rotterdam. Rotterdam: IVO, 2004.
11 Boeije HR. Analyseren in kwalitatief onderzoek: denken en doen. Amsterdam: Boom, 2005.
12 Wester F, Peters V. Kwalitatieve analyse: uitgangspunten en procedures. Bussum: Coutinho, 2004.
13 Smaling A. Inductieve, analoge en communicatieve generalisatie. In: Wester F, Smaling A, Mulder L, editors. Praktijkgericht kwalitatief onderzoek. Bussum: Coutinho, 2000.
14 Freeman AC, Sweeney K. Why general practitioners do not implement evidence: a qualitative study. BMJ 2001;323:1100-2.
15 Maso I, Smaling A. Kwalitatief onderzoek: praktijk en theorie. Amsterdam: Boom, 1998.

4 Het halfopen interview als onderzoeksmethode

Ellen Hijmans en Marina Kuyper

4.1 Inleiding

In dit hoofdstuk behandelen we een vorm van kwalitatief onderzoek waarbij de waarnemingen bestaan uit individuele vraaggesprekken, uitgevoerd met behulp van een topiclijst. Deze vorm van interviewen wordt ook wel het halfopen of semigestructureerde vraaggesprek genoemd, om het te onderscheiden van andere vormen van interviews, zoals het open interview in kwalitatief onderzoek, en het gesloten of gestructureerde vraaggesprek in de kwantitatieve survey.

Een andere term die in rapportages nogal eens wordt aangetroffen is het diepte-interview, waarmee men wil aangeven dat het om kwalitatieve vraaggesprekken gaat waarin is doorgevraagd naar achterliggende belevingswerelden en ervaringen van respondenten. Of men daarbij gebruikgemaakt heeft van een leidraad in de vorm van topics of gespreksonderwerpen, is doorgaans minder duidelijk. Om deze reden heeft het gebruik van deze term zonder verdere toevoeging niet onze voorkeur.

4.2 Het halfopen interview

Het gaat bij deze vorm van interviewonderzoek dus om individuele vraaggesprekken, en niet om groepsgesprekken zoals bij focusgroeponderzoek, waarin op een snelle manier veel informatie wordt verzameld. Dit impliceert dat deze vorm vrij arbeidsintensief is en dat er meestal twee en soms drie personen betrokken zijn bij het gesprek: de interviewer en de ondervraagde(n). De rolverdeling is zodanig dat de interviewer het gesprek stuurt via vooraf bepaalde onderwerpen en initiële vragen. De gespreksonderwerpen liggen wel vast, maar de hoeveelheid subonderwerpen, de precieze formulering en volgorde van de vragen niet.

De onderwerpenlijst of topiclijst is het product van een doordenking van de probleemstelling en het theoretisch kader. Daarom kunnen we dit type interviewonderzoek relatief gesloten noemen ten opzichte van geheel open interviewmethoden. We denken dan bijvoorbeeld aan het vrije-conversatie-interview of het autobiografische interview. In de eerstgenoemde vorm spelen spontaniteit en associaties een hoofdrol en in de tweede vorm zijn levensverhalen de basis om de sociale realiteit te onderzoeken. De relatieve geslotenheid van dit type interviewonderzoek houdt in dat er enerzijds sprake is van doelgerichtheid, omdat er bewust wordt doorgevraagd, en anderzijds dat er steeds rekening wordt gehouden met de eigen inbreng van respondenten. Zoals in kwalitatief onderzoek gebruikelijk, willen onderzoekers immers aansluiten bij de belevingswereld en ervaringen van de actoren in het veld.

Een algemeen kenmerk van dit type onderzoek is, dat men in de beginfase nog niet exact weet wat er speelt in het veld van onderzoek. Daardoor zijn de onderwerpen en vragen van de topiclijst slechts tentatief en is het nodig om veel door te vragen, terwijl in latere fasen het vraaggesprek gaandeweg overgaat in een meer gesloten vorm. Dit betekent dat de topiclijst gedurende het onderzoek een aantal keren wordt aangepast. De wisselwerking tussen de 'lerende' onderzoeker en het materiaal is typerend voor het open karakter en de interne systematiek van de kwalitatieve methodologie (vgl. hoofdstuk 8). Deze systematiek houdt in dat herhaalde cycli van waarneming, analyse en reflectie leiden tot toenemend inzicht en steeds beter op het veld van onderzoek toegesneden, en dus veranderde onderzoeks- en interviewvragen.[1]

Een praktisch gevolg daarvan is dat de hoeveelheid gespreksonderwerpen en 'door'vragen vooraf niet precies is vast te stellen, hooguit bij benadering en op grond van literatuur. Ook het aantal benodigde gesprekken is vooraf niet exact te geven. Dit aantal is afhankelijk van de doelstelling en het verloop van het onderzoek en kan uiteenlopen van dertig tot tachtig en soms zelfs meer dan tweehonderd.[2-6] We kunnen wel stellen dat puur exploratieve onderzoeken doorgaans met minder vraaggesprekken toekunnen dan vraagstellingen waarin verschillen tussen respondenten centraal staan, of waarin de vraagstelling zo algemeen is dat verzadiging niet snel is bereikt, zoals in het onderzoek van Rubin naar vrouwen in de overgang, waar 200 interviews zijn gehouden.[3]

Het voornaamste doel van dit type interviewonderzoek is het verkrijgen van een overzicht van de variaties van een verschijnsel en de omstandigheden die ermee te maken hebben. Vervolgens kunnen hierop richtlijnen of handvatten voor de praktijk worden geformuleerd, zoals ook in ons voorbeeldonderzoek het geval is. Deze onderzoeksvorm is gefundeerd op de meningen, ervaringen en betekenissen zoals die leven bij de betrokkenen. Het doel kan zowel de ontdekking, formulering en beschrijving daarvan zijn, als een verdere conceptuele ontwikkeling tot begrippen en/of theorie,[7-9] zoals het bekende werk *Besef van de naderende dood* van Glaser en Strauss[10] over stervensbegeleiding in Amerikaanse ziekenhuizen. Het resultaat van dit type onderzoek kan een illustratie zijn van een bepaald verschijnsel met ervaringen en betekenissen uit het dagelijks leven, waardoor bijvoorbeeld bepaalde (beleids)beslissingen een natuurgetrouwe achtergrond krijgen. Ook kan men door een beschrijving van het verloop van fasen in een proces meer begrip of inzicht krijgen, en op grond daarvan aandachtspunten of richtlijnen afleiden voor het handelen. En ten slotte kan men door het in kaart brengen van verschillen in perspectief tussen groepen respondenten een beter inzicht krijgen in tot dan toe slecht begrepen verschijnselen.

Het gaat bij dit type onderzoek vooral om de levensechte wereld achter de meningen en opinies die met vragenlijstonderzoek in kwantificeerbare grootheden wordt uitgedrukt. Het gaat minder over 'enkelvoudige' gedragingen die men met ja/nee kan beantwoorden, en meer om het 'waarom' achter die antwoorden te achterhalen en te begrijpen. Uitgangspunt is de unieke meerdimensionale ervaring van individuen en groepen individuen met een gemeenschappelijk kenmerk. Geprobeerd wordt de vaak complexe verschijnselen door middel van interviews te ontdekken, in kaart te brengen en te beschrijven, zoals dat gebeurt met een terreinverkenning van een onontgonnen gebied. Uiteindelijk wil men afstand nemen van die unieke ervaringen om deze te abstraheren tot meer algemene verschijnselen, die de kern van de zaak bevatten.

Een voorbeeld is het onderzoek van Kuyper (zie par. 4.3).[4] Daarin is nagegaan welke problemen partners van chronisch zieke patiënten in het dagelijks leven ervaren. Dit onderzoek vond plaats vanuit het perspectief van de huisarts als hulpverlener, met als doel aanknopingspunten voor steun te formuleren. Het resultaat is een beschrijving van de belangrijkste probleemgebieden en taken van de partners van chronisch zieken. Op basis van dit materiaal zijn vier taken voor de partner van de patiënt geformuleerd en zijn aanbevelingen voor huisartsen geformuleerd hoe zij partners van chronisch zieken steun zouden kunnen verlenen.

4.3 Een praktisch voorbeeld

Een ernstige, levensbedreigende ziekte zoals kanker is ook voor de mensen met wie de patiënt samenleeft een ingrijpende gebeurtenis. De problematiek van de partner en andere gezinsleden blijft echter nogal eens verborgen 'achter de voordeur'. Op het huisartseninstituut in Nijmegen werd de behoefte gevoeld om de taak van de huisarts bij chronisch zieken nader te omschrijven en een meer concrete invulling te geven. Dit leidde tot een onderzoek met het doel inzicht te krijgen in de problematiek van partners van patiënten met een ernstige levensbedreigende dan wel invaliderende ziekte en in de mogelijkheden voor de huisarts daarbij hulp te bieden. Wij kozen voor een kwalitatieve onderzoeksaanpak, omdat het er niet om ging de mate waarin partners problemen ervoeren te leren kennen, maar om inzicht te krijgen in de aard van de problematiek en de hulpbehoefte. Als er bijvoorbeeld sprake was van angstgevoelens, ging het erom te achterhalen waarmee die samenhangen, wat eraan bijdraagt en wat de huisarts kan betekenen. Bovendien was er nog maar weinig onderzoek gedaan met een dergelijke vraagstelling. De problematiek van de partners was in feite nog nauwelijks onderkend. Er waren wel aanzetten in de literatuur te vinden met betrekking tot de beschrijving van de problemen van partners, maar die waren uiterst summier en nog weinig onderbouwd. Hier leek het dus zaak om 'open' te starten, zodat we een zo breed mogelijk beeld kregen van de problematiek en de mogelijkheden van de huisarts om de partner te steunen. Bepalend was ook dat we door de kwalitatieve aanpak verwachtten dat de uit het onderzoek voortkomende adviezen zouden aansluiten bij de dagelijkse werkelijkheid van huisartsen en partners van ernstig zieken.

We voerden vraaggesprekken met partners van patiënten met een chronische ziekte en met hun huisartsen. De patiënten, partners en huisartsen werden benaderd via het huisartseninstituut. We beperkten de studie tot drie verschillende typen aandoeningen, maar wel van een heel verschillend karakter, waardoor een zo breed mogelijk beeld van de problematiek zichtbaar zou kunnen worden (kanker, hartinfarct of een progressieve chronische ziekte van het bewegingsapparaat/zenuwstelsel). In het onderzoek werd veel aandacht besteed aan het 'binnenkomen van het veld', aangezien men door middel van interviews bij een betrekkelijk kleine groep respondenten zo dicht mogelijk bij de onderzochte groep probeerde te komen. Het ging erom of het werkelijke 'verhaal' van de partner eruit zou komen. We startten met een kennismakingsgesprek met patiënt en partner samen, waarna het uiteindelijke vraaggesprek met de partner alleen op een later tijdstip werd gevoerd. Ook kozen we ervoor dat de interviews door de huisarts-onderzoeker zelf werden uitgevoerd. Zo konden we goed focussen op wat vanuit de optiek van de huisarts belangrijk is. De gesprekken werden op een geluidsband opgenomen, volledig uitgetypt en geanalyseerd met behulp van het computerprogramma Kwalitan.[11] Dit programma biedt de mogelijkheid aan de oorspronkelijke tekst van het interviewmateriaal trefwoorden te koppelen, met deze trefwoorden allerlei manipulaties uit te voeren (veranderen, overzichten maken, indelen in categorieën) en hieraan memo's te koppelen waarin de gedachtegang van de onderzoeker wordt vastgelegd.

Bij de beschrijvingen van de diverse problemen gingen wij zoveel mogelijk uit van het 'verhaal in eigen woorden' van de 31 geïnterviewde partners. De resultaten van een literatuurstudie werden eveneens bij de probleembeschrijvingen betrokken. Tijdens het onderzoek maakten wij systematisch notities van belangrijke observaties, in de vorm van memo's van belangrijke observaties die zich voordeden. Dit gebeurde zowel bij het kennismakingsgesprek als bij het uiteindelijke interview. Een voorbeeld van een dergelijke observatie is dat er een discrepantie bestond tussen het verhaal van de partner in het bijzijn van de patiënt en wanneer de partner alleen werd geïnterviewd. De huisartsen van de partners werden eveneens geïnterviewd over de problemen van de partners en de hulpverlening die zij boden of zouden kunnen bieden.

Wij startten met een aantal proefinterviews om ervaring op te doen met de wijze van contact leggen met de doelgroep en het vaststellen van de lijst van gespreksonderwerpen. Vervolgens vond een voorlopige rubricering plaats van de belangrijkste categorieën problemen, waarbij regelmatig overleg werd gepleegd met collega-onderzoekers over de interpretatie van het tekstmateriaal van de interviews en de theoretische uitwerking. Er vonden meerdere interviewrondes plaats, waarbij er steeds gerichter bepaalde categorieën

partners bij het onderzoek werden betrokken om nieuwe probleemgebieden op het spoor te komen of een beter inzicht te krijgen in al gesignaleerde problemen. Vervolgens ordenden wij de problemen in een aantal domeinen: psychische problemen, gezondheidsproblemen, communicatieproblemen en belastende omstandigheden. Op basis van dit materiaal werd vervolgens een viertal taken voor de partner van de patiënt geformuleerd:
1 verwerken en inpassen van de ziekte in het eigen leven;
2 behouden van een wederkerige open partnerrelatie;
3 voorkomen van overbelasting;
4 als partner ook hulpverlener zijn.

Uit het onderzoek bleek dat er wat deze taken betreft veel 'mis' kan gaan bij de partner van de patiënt en dat de huisarts in de positie verkeert dat hij of zij op diverse manieren een negatieve dan wel positieve invloed kan hebben op de manier waarop thuis met deze taken van de partner wordt omgegaan. Een van de belangrijkste aanbevelingen voor de huisarts is om de hulpverlening te richten op de ondersteuning van de partner bij het optimaal vervullen van de vier hiervoor genoemde taken.

4.4 Interviewen met behulp van een topiclijst

Algemeen gesproken is het kwalitatieve interview een uitwisseling met een informeel karakter, een conversatie met een doel.[12,13] Het is een relatief open gesprek waarbij een lijst met gesprekstopics wordt gebruikt. In het onderzoek van Kuyper werd een lijst gebruikt met thema's als: de veranderingen in het eigen levensperspectief, het eigen welbevinden, de reacties van de omgeving en van kinderen, de ziektebeleving, de relatie met de patiënt, de relatie met de huisarts, de gevolgen voor het dagelijks leven en de omgang met de ziekte en klachten, de wijze waarop men de diagnose te horen had gekregen en de specifieke problemen die zich in de verschillende fasen van het ziekteproces hadden voorgedaan. Aan al deze onderwerpen waren open, meer procesmatige vervolgvragen gekoppeld.

De *topiclijst* of *interviewleidraad* is in de eerste plaats een praktische geheugensteun voor de interviewer tijdens het vraaggesprek. In de tweede plaats bevat de lijst de weerslag van ontwikkelingen die voortkomen uit de analyse van het materiaal. De lijst is de vertaling van de centrale begrippen in concrete, goed aansluitende gespreksonderwerpen die openingen bieden voor het referentiekader van de respondent. Door de topics bewust van verschillende kanten te belichten, komen de te analyseren verschijnselen (bijvoorbeeld verwerkingsstrategieën, tekenen van burn-out) op meerdere manieren naar voren. Dit zijn dus geen herhalingen van thema's. Een goede topiclijst is herkenbaar aan de *verschillende* ingangen om een verschijnsel waar te nemen (triangulatie), zodat door vergelijking van verschillende situaties en van de concrete bewoordingen uiteindelijk, in de latere fasen van het onderzoek, van elke situatie kan worden geabstraheerd.

Zoals elders uitgelegd verloopt kwalitatief onderzoek fasegewijs, en ook de ontwikkeling van de topiclijst verloopt in fasen. Het ontwikkelen van een goede topiclijst is een van de hoofddoelstellingen van de *exploratiefase* van een interviewonderzoek. In de daaropvolgende fasen worden topics steeds verder toegespitst. Dit betekent dat de begrippen, en dus ook de topics, in de exploratiefase nog niet definitief zijn vastgelegd, zodat de unieke eigenschappen en variaties een kans krijgen naar voren te komen. In de vervolgfasen worden de resultaten uit de exploratiefase scherper geformuleerd en wordt geprobeerd de topics op het meer universele niveau te brengen van concepten en processen.

Dit betekent dat interviews in de exploratiefase noodzakelijke beperkingen kennen, waarmee de onderzoeker rekening moet houden. Eventueel kan men later aanvullende informatie aan de respondenten uit de exploratiefase vragen.

We zien dus dat het voordeel van het open karakter van het interview de mogelijkheid is om nieuwe inzichten en formuleringen op het spoor te komen. Voor de systematiek van de analyse is de vergelijkbaarheid van relevant gebleken onderwerpen echter eveneens van groot belang. De vergelijkbaarheid wordt op twee manieren bevorderd: door herhaalde waarneming bij dezelfde respondenten en doordat de onderzoeker en eventuele interviewers gebruikmaken van een systematische opsomming van de aspecten die bij elk onderwerp aan de orde *moeten* komen.

De *concrete uitvoering van de interviews* begint in de eerste fase met proefgesprekken, zoals in het onderzoek van Kuyper, om gespreksonderwerpen en manieren van doorvragen uit te proberen. De eerste gedachten zijn afgeleid van de probleemstelling en de uitwerking daarvan in thema's en onderwerpen voor een vraaggesprek. Al doende leert men welke bewoordingen en welke soorten vragen goed werken, en welke onderwerpen goed of juist minder goed werken om bepaalde verschijnselen naar voren te laten komen.

Een voorbeeld uit het onderzoek van Kuyper: de vraag aan een partner of de relatie door de ziekte was veranderd, werd nogal eens ontkennend beantwoord. Terwijl er wel degelijk een inhoudelijke respons kwam als men de vraag als volgt formuleerde: 'Als u uw huwelijk nu vergelijkt met de tijd voor de ziekte is dat dan anders?' 'En wat dan?' en 'Zou u zeggen dat uw partner veranderd is na de ziekte?' 'In welk opzicht?' 'Hoe is dat voor u?'

De onderzoeker verplaatst zich tijdens het gesprek zoveel mogelijk in de situatie van de respondent, zodat het gesprek een natuurlijk karakter kan houden. Om een prettige en open gesprekssfeer te creëren, om de reikwijdte en een goede volgorde van onderwerpen aan te voelen en een aangepaste manier van vragen te kunnen kiezen, moet de interviewer een goed contact hebben met de respondent en zich in diens gedachtewereld kunnen verplaatsen. Zeker bij 'taboe'onderwerpen, zoals seksualiteit of het gebruik van kalmerende middelen, is het nodig om eerst het vertrouwen te winnen van de respondent.[14]

Het stellen van vragen en ingaan op antwoorden creëert ruimte voor de respondent om via introspectie zijn of haar leefwereld te reconstrueren. Afhankelijk van het gespreksverloop komen onderwerpen van de topiclijst aan de orde; de interviewer bepaalt ter plekke hoe dat gebeurt, via welke vragen en doorvragen, en evalueert vervolgens of er voldoende informatie naar voren is gekomen. Om goed te kunnen doorvragen is de voorbereiding van groot belang. De interviewer dient goed ingevoerd te zijn in de bedoelingen van het onderzoek, de gespreksonderwerpen en het hanteren van de topiclijst. Als men onervaren is, verdient het aanbeveling om een interviewtraining te volgen waarin men leert de alledaagse gesprekstechniek te vervangen door open vragen, die niet sturend zijn en die geen verwachtingen opdringen aan de respondent.[15]

Minstens zo belangrijk als een goede topiclijst is *de interviewer*. Deze bepaalt niet alleen *wanneer* bepaalde onderwerpen aan de orde komen, maar ook *hoe* dat gebeurt, in welke bewoordingen en in welke mate wordt doorgevraagd, en of er voldoende informatie naar voren is gekomen. Aan de interviewer worden daarom, juist vanwege deze dubbele rol, hoge eisen gesteld. Het kunnen bepalen of de kwaliteit en de hoeveelheid informatie voldoende zijn, vraagt veel van het analytisch vermogen van de interviewer en van diens sociale intelligentie en contactuele eigenschappen. Zo kwam in ons voorbeeldonderzoek naar voren dat het van belang was dat partners zich echt begrepen voelden. Zeker bij een beladen onderwerp zoals het uiten van 'negatieve' gevoelens en emoties die de partner van een ernstige chronische ziekte kan ervaren, vroeg dit van de interviewer/onderzoekster dat zij in staat was om aan de partners te laten merken dat ze begreep wat er in zo'n situatie in je kan omgaan en waar je tegenaan kunt lopen. Het vermogen om begrip en respect voor de gevoelens en ervaringen van de respondent over te brengen is dan ook van groot belang voor de kwaliteit van het interview.

Ook moet men zich realiseren dat de achtergrond van de interviewer van invloed kan zijn op het resultaat. Bij bepaalde vraagstellingen, waarbij bijvoorbeeld medische kennis of het medisch beroepsperspectief van belang is om te kunnen doorvragen, kan het relevant zijn dat de interviewer (huis)arts is. Het is bekend dat arts-onderzoekers een ander type spontane interactie uitlokken (vooral aan gezondheid gerelateerd), dan sociale wetenschappers.[16] In het onderzoek van Kuyper, met als uitdrukkelijke opzet aanknopingspunten voor steun te vinden die in de huisartspraktijk te hanteren zijn, was het wezenlijk dat de interviewer zelf huisarts was, om goed te kunnen focussen op datgene wat vanuit de optiek van de huisarts belangrijk is.

4.5 Conclusie

Kwalitatieve studies die gebruikmaken van halfopen interviews zijn arbeidsintensieve ondernemingen, waarin de onderzoeker zelf een cruciale rol speelt. Het semigestructureerde vraaggesprek is geschikt om relatief onbekende verschijnselen en relaties te onderzoeken, en meer precies om de aard en de variatiebreedte daarvan op een passende manier te formuleren. Met 'passend' wordt zowel gedoeld op aansluiting bij de belevingswereld van respondenten, als op de theoretische lading van de resultaten. De gefaseerde opzet van de studie maakt het mogelijk om optimaal gebruik te maken van het leerproces van de onderzoeker(s). Voor onderzoekers betekent dit een aanvankelijke onzekerheid over het te onderzoeken verschijnsel, die gaandeweg wordt opgeheven door inzichten die via constante vergelijking van het gespreksmateriaal zijn verkregen. Dit impliceert dat het niet mogelijk is vóór aanvang van het onderzoek exact te weten hoeveel gesprekken noodzakelijk zijn. Het voortschrijdend inzicht is de motor achter de selectie van respondenten en de formulering van gespreksonderwerpen en doorvragen. Het is daarom belangrijk dat de onderzoeker, wanneer hulpkrachten nodig zijn om gesprekken te houden, ook altijd zelf interviewt om voeling met het veld te houden en om interviewers goed te kunnen instrueren. In de beginfasen van onderzoek zullen de interviews meer open van aard zijn dan de gesprekken in de eindfasen, waarin gerichte vragen worden gesteld om de 'grenzen' van het verschijnsel zo scherp mogelijk in het vizier te krijgen. Om progressief afstand te kunnen nemen is het onontbeerlijk om de materiaalverzameling en aansluitende analyse in meerdere cycli te laten verlopen. Het is dan ook niet raadzaam om alle materiaal in één keer te verzamelen en vervolgens de analysefase te beginnen.

De producten van dit type onderzoek kunnen diverse vormen aannemen. Goed uitgevoerd onderzoek bevat herkenbare inzichten die dicht bij het veld van onderzoek staan, en die een weergave zijn van de 'werkelijkheid achter de cijfers'. Vanwege de herkenbaarheid verdient het aanbeveling citaten zorgvuldig te kiezen en uit te leggen hoe zij begrepen dienen te worden. Variatie in de citaten draagt verder bij aan illustratie van de reikwijdte van het verschijnsel. De resultaten zijn dus herkenbaar, maar hebben tegelijkertijd ook meer universele zeggingskracht, waardoor zij informatief kunnen zijn voor beleidsmaatregelen. Naast aanbevelingen en vervolgonderzoek kunnen de gewonnen inzichten worden toegepast op andere gebieden. Vaak ontstaat er in de loop van de tijd een vervolgtraject met diverse 'spin-offs', zoals in het geval van het voorbeeldonderzoek. Dit is onder andere uitgemond in richtlijnen voor psychologische interventies bij partners van chronisch zieken[17] en in de richtlijn *Mantelzorg* voor de palliatieve hulpverlening.[18]

Literatuur

1 Maso I. Het veranderen van de probleemstelling. Kennis en Methoden 1982;6:157-66.
2 Rubin LB. Pijn en moeite. Hoe arbeidersgezinnen leven. Baarn: Ambo, 1979.
3 Rubin LB. Vrouwen van zekere leeftijd. Baarn: Ambo, 1980.
4 Kuyper MB. Op de achtergrond. Een onderzoek naar de problemen van partners van patiënten met een chronische ziekte. Proefschrift. Amsterdam: Dutch University Press, 1993.
5 Hijmans E. Kiezen voor vrouwelijke artsen. Een verkennend onderzoek. Nijmegen: Katholieke Universiteit, Sociologisch Instituut, 1987.

6 Hijmans EJS. Je moet er het beste van maken. Een empirisch onderzoek naar hedendaagse zingevingssystemen. Nijmegen: ITS, 1994.
7 Glaser B, Strauss A. The discovery of grounded theory. Chicago: Aldine, 1967. [Nederlandse vertaling: De ontwikkeling van gefundeerde theorie. Alphen aan den Rijn: Samsom, 1976.]
8 Wester F. De Gefundeerde Theorie-benadering. Een strategie voor kwalitatief onderzoek. Proefschrift. Nijmegen: Katholieke Universiteit Nijmegen, 1984.
9 Wester F. Strategieën voor kwalitatief onderzoek. Muiderberg: Coutinho, 1995.
10 Glaser B, Strauss A. Besef van de naderende dood. Alphen aan den Rijn: Samsom, 1973. [Oorspronkelijke uitgave: Awareness of dying. Chicago: Aldine, 1965.]
11 Wester F, Peters V. Kwalitatieve analyse. Uitgangspunten en procedures. Bussum: Coutinho, 2004.
12 Lindlof TR. Qualitative communication research methods. Thousand Oaks: Sage, 1995.
13 Mason J. Qualitative researching. Londen: Sage, 2002.
14 Haafkens J. Rituals of silence: Long term tranquilizer use by women in the Netherlands. A social case study. Amsterdam: Spinhuis, 1997.
15 Emans B. Interviewen: theorie, techniek en training. Groningen: Stenfert Kroese, 2002.
16 Richards H, Emslie C. The 'doctor' or the 'girl from the university'? Considering the influence of professional roles on qualitative interviewing. Fam Pract 2002;17:71-5.
17 Kuyper MB. Grenzen? Partner van een chronisch zieke. In Pool G, Heuvel F, Ranchor AV, Sanderman R. red. Handboek psychologische interventies bij chronisch-somatische aandoeningen. Assen: Van Gorcum, 2004:207-16.
18 Kuyper MB, Hesselman GM, Prins JB, Verhagen EH. Richtlijn Mantelzorg. In De Graeff A, Hesselmann GM, Krol RJA, Kuyper MB, Verhagen EH, Vollaard EJ, red. Palliatieve zorg; Richtlijnen voor de praktijk. Utrecht: Vereniging van Intregrale Kankercentra, 2006:441-60.

5 Exploreren met focusgroepgesprekken: de 'stem' van de groep onder de loep

Paul Van Royen en Lieve Peremans

5.1 Inleiding

In kwalitatief onderzoek worden gegevens verzameld, geanalyseerd en geïnterpreteerd die niet zomaar in cijfers kunnen worden uitgedrukt. Deze gegevens houden verband met de maatschappij en de opvattingen en gedragingen van de individuen die zich in die maatschappij bewegen.[1] De meest bekende methoden van kwalitatief onderzoek zijn het diepte-interview, de casestudies, participerende observatie en focusgroepen. De toepassing ervan in het gezondheidsonderzoek is nieuw. In dit hoofdstuk belichten we vooral de methode van het focusgroepenonderzoek. We beschrijven eerst wat focusgroepgesprekken zijn, waarom en wanneer focusgroepenonderzoek aangewezen is. Dan komen praktische aspecten aan bod, zoals het maken van een draaiboek voor een focusgroepgesprek en de randvoorwaarden voor een goed focusgroepenonderzoek. We belichten kort enkele aspecten van de gegevensverzameling bij focusgroepen en besluiten met mogelijke problemen en valkuilen voor onderzoekers.

5.2 Wat zijn focusgroepen?

Binnen de welzijnszorg en (eerstelijns)gezondheidszorg wordt steeds vaker kwalitatief onderzoek verricht met focusgroepgesprekken als onderzoeksmethode. Focusgroepen zijn groepsinterviews, geleid door een ervaren moderator. Het zijn meestal homogeen samengestelde groepen met idealiter zes tot acht deelnemers (van 4 tot maximaal 12 deelnemers). Ze voeren een interactieve discussie en leveren vanuit hun persoonlijke ervaring informatie over de specifieke (gefocuste) topics die het onderwerp van onderzoek vormen. Een focusgroep gebruikt de geleide, interactionele discussie als middel om de rijke details van complexe ervaringen en de redenering daarachter, acties, veronderstellingen, waarden, emoties, percepties en gedragingen van individuen te genereren.[2] De onderzoeksmethode met focusgroepgesprekken is aanvankelijk ontwikkeld door sociale wetenschappers in de eerste helft van de twintigste eeuw. Vanaf de jaren vijftig werd hij meer gebruikt door marktonderzoekers, met de bedoeling een verantwoorde keuze te maken uit een aantal mogelijke presentaties of modellen. Toen sociologen de methode in de jaren tachtig herontdekten en gingen toepassen, ontwikkelden zij een kritisch inzicht in het gebruik ervan bij academisch onderzoek.[1,3] Nadien werd de methode ook overgenomen door onderzoekers in de gezondheidszorg bij onderzoek naar ervaringen, opvattingen, meningen en gedragingen van hun onderzoeksgroep.

Een voorbeeld

Migrantenjongeren zitten in een emotioneel spanningsveld tussen de waarden van de eigen cultuur en die van de moderne westerse samenleving. Ze zijn vaak minder goed geïnformeerd over seksualiteit dan de meerderheid van de populatie. Binnen de onderzoeksgroep huisartsgeneeskunde en seksuele gezondheid stelden we ons de vraag hoe we als huisarts moeten omgaan met deze groep patiënten, als het gaat om thema's als voorhuwelijkse relaties, veilig vrijen, anticonceptie, preventie van soa en aids. Daarom nodigden we 27 Marokkaanse jongens en 28 Marokkaanse meisjes uit om aan negen focusgroepen deel te nemen, om van hen te horen hoe ze over deze thema's denken. Door de groepsinteractie bleek deze methode goed bruikbaar om inzicht te krijgen in sociale achtergronden, activiteiten, houdingen of ervaringen.[4]

Over seksualiteit spreken in het gezin is taboe. Jongens veronderstellen dat moeders en dochters over seks praten, maar meisjes ontkennen dit. Schaamte, angst voor de manier om het ter sprake brengen en respect voor de ouders spelen hierbij een rol. Voor alle meisjes is maagdelijkheid tot aan het huwelijk een zeer belangrijk gegeven. Volgens oudere Marokkanen is de maagdelijkheidsstandaard bovendien het bewijs dat er geen incest is. Hoewel jongeren dit motief vaak zijn vergeten, is het toch opmerkelijk hoe de tweede generatie deze standaard in onze moderne maatschappij in stand houdt.

Als huisartsen begrepen we uit dit onderzoek dat migrantenjongeren tijdens een consult de kans moeten krijgen om vragen te stellen, hun angsten en onzekerheden uit te drukken en hun culturele achtergrond toe te lichten. Artsen zouden van hun kant enige kennis moeten hebben van de specifieke aspecten van hun cultuur.

5.3 Waarom en wanneer is focusgroeponderzoek geïndiceerd?

Een focusgroepgesprek is alleen een methode van kwalitatief onderzoek, wanneer dat gegevens verzamelt voor het beantwoorden van een relevante en helder geformuleerde *onderzoeksvraag*. Focusgroepen geven een meerwaarde als onderzoeksmethode bij het ontdekken en exploreren van nieuwe onderzoeksterreinen. Ze bieden de mogelijkheid om inzicht te krijgen in het functioneren van bepaalde groepen in de maatschappij of het begrijpen van gedrag van mensen.

Steeds bekijkt men de voor- en nadelen van focusgroepen in vergelijking met andere kwalitatieve onderzoeksmethoden.

Het belangrijke *voordeel* van focusgroepenonderzoek ligt in het feit dat het, uitgaande van een goede voorbereiding, in vergelijking met andere methoden zoals individuele (diepte-)interviews, vaak een eenvoudige, relatief goedkope en snelle methode is, om gericht (gefocust) kwalitatieve gegevens te verzamelen.

Bij focusgroepen maakt men expliciet gebruik van de *interactie* in de groep om data en inzichten te verzamelen die minder toegankelijk zijn zonder die interactie. Deelnemers worden aangemoedigd om na te gaan in welke mate ze dezelfde of juist afwijkende ideeën en ervaringen hebben vergeleken met de anderen. Bovendien trachten deelnemers ook elkaars ervaringen te begrijpen en reageren ze hierop. Het is een proces van 'sharing and comparing' onder de deelnemers, waardoor de topic in de breedte wordt bekeken. Het is nooit de bedoeling tot consensus te komen, want daarvoor zijn andere methoden meer geschikt, zoals nominale groepsmethoden of Delphi-groepen.

Er kleven ook *nadelen* aan de methode van focusgroepen. In vergelijking met een individueel interview heeft de onderzoeker minder controle over het verloop en komt elk individu minder aan bod. Omwille van de groepsnorm komen individuele meningen van bepaalde deelnemers dan soms niet aan bod of worden verzwegen. De vertrouwelijkheid kan in het gedrang komen door de aanwezigheid van verschillende deelnemers uit erg verschillende groepen. Gebruik focusgroepgesprekken dus nooit om individuele meningen en ervaringen op een diepgaande manier te bestuderen, vooral niet als die zo gevoelig of individueel zijn dat men er zelden publiekelijk of met anderen over zal praten.

Ethische kwesties beperken af en toe het gebruik van data die verzameld zijn bij mensen die soms moeilijk vrijuit kunnen spreken. Het is bovendien vaak niet eenvoudig om tot een goede samenstelling van een focusgroep te komen; moderatoren moeten bijzonder vaardig zijn in het begeleiden van dergelijke groepen. Ook de analyse van de gegevens uit focusgroepenonderzoek blijft lastig en vergt enige ervaring.

Focusgroepgesprekken, maar ook interviews, verschillen erg van observatiemethoden. Ze worden immers al vanaf de start door de onderzoeker opgezet, terwijl men bij een observatie een fenomeen bestudeert onder zijn natuurlijke omstandigheden. Daarom zijn focusgroepgesprekken nooit geschikt voor het bestuderen van actueel gedrag zoals het zich in de reële dagelijkse situatie voordoet. Het is wel mogelijk interacties binnen de focusgroep te onderzoeken en te observeren en wel met betrekking tot een aantal specifieke attituden of ervaringen.[3]

Focusgroepgesprekken kunnen worden gebruikt in combinatie met andere methoden, vaak ook ter validering van de gevonden gegevens, maar de methode wordt eveneens zinvol gebruikt als enige gegevensbron in een onderzoeksproject. Alles hangt af van de onderzoeksvraag en de antwoorden of gegevens die men nodig heeft om deze beantwoorden.

Focusgroepgesprekken zijn een veelgebruikte methode om na te gaan hoe patiënten hun ziekte en aanbod van gezondheidszorg ervaren en beleven.[5] De methode wordt ook veel gebruikt om de attituden en behoeften van personeel in de gezondheidszorg te exploreren.[6,7] Door de groepsinteractie krijgt men ook zicht op (sub)culturele waarden of de groepsnorm.

5.4 De praktische uitvoering van een focusgroep

Bij het uitvoeren van focusgroepgesprekken, hanteert men dezelfde principes als bij andere kwalitatieve onderzoeksmethoden; vooral het explorerend karakter is van belang. Dit vereist een open en flexibele methodologie.

Het uitvoeren van focusgroepgesprekken vereist specifieke aandachtspunten en een goede voorbereiding, die hun neerslag vinden in een draaiboek.

Aantal focusgroepen, samenstelling, selectie van deelnemers

Het *aantal focusgroepen* wordt bepaald door de aard van de gegevensverzameling. Men organiseert focusgroepen tot op het ogenblik dat bij de analyse duidelijk wordt dat men geen nieuwe gegevens meer vindt rond de focus of onderzoeksvraag; dit wil zeggen tot een punt van theoretische datasaturatie.[8] Afhankelijk van haalbaarheid en planning, legt de onderzoeker meestal vooraf het aantal te organiseren groepen vast (bijvoorbeeld 4 of 6 focusgroepen). Nadien wordt dan bekeken of datasaturatie werd bereikt en of er nog meer focusgroepen moeten en kunnen worden georganiseerd, afhankelijk van de beschikbare tijd en middelen.

Om een zo goed mogelijke groepsdiscussie en -interactie te verkrijgen, streeft men bij de *samenstelling* naar een zekere homogeniteit. Men baseert zich hiervoor meestal op achtergrond of demografische karakteristieken van deelnemers, zoals geslacht, ras, leeftijd, opleidingsniveau, beroep, inkomen en gezinssamenstelling. Ervaring van deelnemers, bijvoorbeeld het zorg dragen voor een familielid met Alzheimer, speelt echter soms veel meer een rol dan demografische kenmerken. Op die wijze 'homogeen' samengestelde groepen geven minder groepsconflicten en maken een productieve discussie mogelijk, zonder al te veel censuur. Homogeniteit sluit variatie echter niet uit, want het blijft de bedoeling om juist verschillende meningen en ervaringen te horen. Soms kan men toch doelbewust kiezen voor heterogeen samengestelde groepen, vooral als de interactie tussen verschillende groepen deelnemers, tussen tegengestelde meningen of ervaringen het doel van het onderzoek vormt, bijvoorbeeld in één focusgroep niet-gebruikers en gebruikers van een bepaalde gezondheidsvoorziening, om juist te leren welke factoren van niet-gebruikers nieuwe gebruikers kunnen maken.

Als alle groepen eenzelfde samenstelling hebben, bijvoorbeeld allemaal vrouwen van eenzelfde leeftijdsklasse en dezelfde beroepsactiviteit, zullen er minder focusgroepen nodig zijn. Als er veel subgroepen zijn, uiteraard meer. Het aantal deelnemers bedraagt idealiter zes tot acht. Stel een goede strategie op voor de rekrutering en houd er rekening mee dat er na de uitnodiging afvallers zijn en dat een reservegroep noodzakelijk is.

In tegenstelling tot kwantitatief onderzoek, dat werkt met een at random steekproef, streeft men bij de selectie van deelnemers voor een focusgroepgesprek naar een 'purposeful sample', dat aansluit bij de bedoelingen van het onderzoeksproject. Over het algemeen gaat het om mensen die heel vertrouwd zijn met het onderwerp en er vanuit hun ervaring zeer veel over kunnen vertellen.[9]

Enkele voorbeelden van de selectie van een purposeful sample:
- deelnemers die zeer veel informatie kunnen geven omdat ze een bepaald fenomeen, een aandoening intensief beleven, bijvoorbeeld diabetespatiënten die zeer goed versus helemaal niet goed zijn ingesteld;
- groepen met een maximum aan variatie;
- selectie van personen die een bepaalde gebeurtenis hebben meegemaakt, bijvoorbeeld een inbraak.

Het gebruik van een 'at random' of 'non-purposeful' sample voor een focusgroepgesprek is zeldzaam.

> **Voorbeeld**
>
> Als de gemeente wil weten wat mensen al of niet aanzet om de bibliotheek te bezoeken, dan is een non-purposeful sample bijvoorbeeld het uitnodigen voor een gesprek van de eerste tien personen die men op een centraal plein in de stad tegenkomt.

De deelnemers aan een focusgroep kennen elkaar in principe niet van tevoren. Maar voor bepaalde onderzoeken is het nagenoeg onmogelijk om een focusgroep samen te stellen met deelnemers die elkaar helemaal niet kennen. Dus naargelang de setting en de onderzoeksvraag zal de samenstelling van een focusgroep verschillen; het is vooral belangrijk dat de moderator hiermee voldoende rekening houdt.

> **Een voorbeeld van sampling**
>
> In tegenstelling tot huisartsen in andere Europese landen legt de Belgische huisarts relatief veel huisbezoeken af per week. Door focusgroeponderzoek hebben we nadelen, meerwaarden en de omstandigheden die leiden tot de vraag naar huisbezoeken in kaart gebracht.[6] We bepaalden het aantal

focusgroepen aan de hand van datasaturatie. Om een maximum verscheidenheid aan meningen en ervaringen te verzamelen via purposeful sampling, stelden we vijf focusgroepen als volgt samen: één groep met vertegenwoordigers van de verzekeringsinstellingen, één groep met mannelijke (45-60 jaar oud) en één groep met vrouwelijke huisartsen (30-45 jaar oud), en twee groepen met patiënten, één met jonge vrouwelijke patiënten en één met 60-70-jarige mannen. In totaal werden vijftig huisartsen telefonisch gecontacteerd. De dertig huisartsen die bereid waren om deel te nemen, werden nadien per brief uitgenodigd. Uiteindelijk namen achttien huisartsen deel. Patiënten werden door één ziekteverzekeringsinstelling of mutualiteit at random geselecteerd vanuit de lijst van verzekerden. Nadien werden zij telefonisch gecontacteerd en diegenen die bereid waren deel te nemen kregen een persoonlijke brief. De vertegenwoordigers van de verzekeringsinstellingen werden rechtstreeks per brief uitgenodigd.

Inhoudsanalyse van vijf focusgroepen met patiënten, artsen en vertegenwoordigers van de verzekeringsinstellingen leverde acht categorieën in een theoretisch kader op: patiëntgroepen/ziektebeelden, patiënt- en artsgerelateerde factoren, praktijkorganisatie, context en intimiteit, medisch-technische en economische factoren, gezondheidszorgorganisatie.

Huisbezoeken worden vooral aangevraagd door ouderen en voor kleine kinderen, maar ook als het de patiënt 'beter' uitkomt. Patiënten appreciëren de intieme sfeer van het huisbezoek en wensen geen lange wachttijden voor een consult. Werken volgens afspraak kan het aantal huisbezoeken dan ook drastisch doen dalen. Vanwege de complexiteit van het fenomeen 'huisbezoeken', heeft het verhogen van het honorarium onvoldoende impact op het aantal aangevraagde huisbezoeken. Onderhandelen met de patiënt en het aanleren van een andere gedragscode hebben veel meer zin.

Rol moderator, observator

In een focusgroep speelt een ervaren *moderator* een belangrijke rol. Deze focust op de discussieonderwerpen, verklaringen of vragen waarin de onderzoekers geïnteresseerd zijn, leidt de discussie en zorgt ervoor dat het niveau van betrokkenheid beperkt directief is. De moderator verzamelt ondertussen zoveel mogelijke gegevens, bewaakt dat alle gewenste onderwerpen aan bod komen en moedigt iedereen aan om te participeren.

Moderatoren moeten beschikken over heel wat vaardigheden. In de eerste plaats moeten ze communicatievaardig zijn en ervaring hebben met groepsprocessen; dit wil zeggen een groep bij het onderwerp kunnen houden en kunnen aanmoedigen, zonder bedreigend te zijn. Daarnaast is het nuttig dat de moderator goed kan luisteren en een goed gevoel voor humor heeft.

Nog meer dan in andere groepsgesprekken moet de moderator ervoor waken dat de deelnemers duidelijk spreken en elkaar laten uitspreken om de kwaliteit van de opname optimaal te houden. Het is belangrijk dat hij/zij vertrouwd is met het onderwerp en hierover voldoende achtergrondkennis heeft. De moderator bewaakt niet alleen de timing maar ook de agenda van de onderzoeker. Hij moet de vragen goed kunnen overbrengen en op de gepaste ogenblikken aanvullingen of verduidelijkingen vragen aan de deelnemers. Soms kan het goed zijn een moderator te kiezen die vertrouwd is met de culturele achtergrond van de deelnemers.

De deelnemers zijn vrij om hun mening en persoonlijke opvattingen onder woorden te brengen. De *observator* verzamelt informatie over de non-verbale communicatie en de interactie tussen de deelnemers.[10] Dit kan het best gebeuren aan de hand van een eenvoudig observatieformulier. Hierop staan naast identificatiegegevens van de deelnemers, de opstelling in het lokaal, de sfeer en weerstanden bij de aanvangsfase, gegevens over het groepsproces (algemene sfeer: informeel versus formeel, coöperatief en ondersteunend), graad van concentratie en participatie van alle deelnemers (zijn deelnemers betrokken bij het thema, accepteert men elkaars inbreng, was de discussie voldoende gefocust, komen kritiek, afwijkende standpunten of tegenovergestelde meningen snel naar boven).

Het kan een meerwaarde zijn voor de onderzoeker om zelf de rol van observator op zich te nemen. Dit helpt de onderzoeker bij de latere analyse. Indien de moderator zeer belangrijke onderwerpen onvoldoende uitdiept, kan de observator in uitzonderlijke omstandigheden interveniëren, maar deze interventie wordt dan wel expliciet vermeld in de verslaggeving.

Focusgroepgesprekken zijn in tegenstelling tot andere kwalitatieve onderzoeksmethoden *gefocust* op de interesses van het onderzoeksteam. Als onderzoeker moet je dus goed bepalen rond welke topics je een discussie wilt en waarover je vooral vanuit de focusgroepdiscussie wat te weten wilt komen. Anderzijds hoef je dit interactieproces in de focusgroep niet te veel te controleren. Het is belangrijk om goed rekening te houden met principes van groepsdynamica. En daar zijn verschillende keuzen mogelijk.

Een script voor een focusgroepsdiscussie

Hoe stel je een script samen voor een focusgroepsdiscussie?
Het script is uniform voor alle focusgroepen in één project. De onderzoeker schrijft het uit en bespreekt het met de moderator. Let er wel op dat de stijl is aangepast aan de deelnemers.
De inleiding van een focusgroepgesprek heeft een vaste structuur. Het bevat de volgende onderdelen:
- Welkom en voorstellen van moderator en observator – de deelnemers stellen zich kort voor.
- Thema inleiden en doel van het onderzoek omschrijven.
- De reden waarom deelnemers zijn geselecteerd.

- Het afspreken van spelregels voor een goed focusgroepsgesprek. Er zijn geen foute of goede antwoorden. Er is telkens één persoon aan het woord en er is respect voor elkaar. Men hoeft niet akkoord te gaan, maar mag iemand anders niet afbreken.
- Meedelen dat het gesprek wordt opgenomen, maar daarbij ook zeggen dat de gegevens vertrouwelijk zijn en worden geanonimiseerd.

Daarna lanceert de moderator een *icebreaker*, dat wil zeggen een niet-bedreigende openingsvraag. Dit is een open vraag, zodat iedereen iets kan vertellen in een niet-bedreigende atmosfeer.

Voorbeelden: Wat is uw betrokkenheid bij het onderwerp? Wat betekent dit onderwerp voor u? Daarna komen enkele *hoofdvragen of thema's* waar omheen de discussie zich zal concentreren. Telkens worden ook deelvragen geformuleerd, die de moderator kan gebruiken bij doorvragen of indien er onvoldoende reactie of interactie is. Tevens geeft de onderzoeker enkele aandachtspunten op die de moderator zeker moet meenemen in de discussie. De laatste vragen zijn meestal delicater en gaan echt in de richting van de focus van het onderwerp.

Wanneer je een bepaalde complexe of moeilijke topic wilt exploreren, dan is het draaiboek meer *open en ongestructureerd*, waarbij de moderator eerder faciliterend werkt om zo'n breed mogelijk scala van ideeën en ervaringen bediscussieerd te krijgen. De discussie kan ook meer *gestructureerd* verlopen. Dit kan meer diepte en details geven over specifieke vragen waarnaar de interesse van de onderzoeker uitgaat.

> **Een voorbeeld van een script**
>
> Bij het vrij verkrijgbaar maken van de noodpil in België, was er nogal wat ongenoegen bij artsen, die zich bedreigd voelden op hun werkterrein. Bij apothekers, huisartsen en nadien ook bij schoolartsen werden focusgroepen georganiseerd.[7] De onderzoeksvraag luidde:
> - Hoe kunnen de verschillende beroepsgroepen bijdragen aan een daling van het aantal ongewenste zwangerschappen? Hoe gaan ze om met het verstrekken van de noodpil?
>
> De focus lag ook op de moeilijke samenwerking tussen de verschillende beroepsgroepen.
>
> Het script voor huisartsen bevatte de volgende vragen voor de moderator:
> - Welke strategieën zouden kunnen slagen om het aantal tienerzwangerschappen te doen dalen? (als icebreaker) met als subvragen:
>   - In welke zin ziet u hiervoor een taak voor de huisarts weggelegd?
>   - Wat zijn de drempels om die taak uit te voeren?
>
> Dan volgden de hoofdvragen of thema's:
> - Wat zou u aan een patiënte vragen, die om de noodpil verzoekt?
> - Welke informatie gaat u verder aan de patiënte verstrekken?
>
> Het focusgroepgesprek eindigt met de meest delicate vraag:

- Hoe ziet u de samenwerking met de apotheker in de toekomst met betrekking tot de noodpil?

Praktische organisatie van het gesprek

Moderator en observator zijn zeker een half uur van tevoren aanwezig om alles voor te bereiden. Ga eerst na of de ruimte geschikt is. Stel de apparatuur op en test hem uit. Vervolgens worden de deelnemers verwelkomd. Dit is zeer belangrijk, want het geeft de mogelijkheid om deelnemers te observeren. Probeer 'dominante' of luidruchtige deelnemers naast de moderator te plaatsen. Zij nemen het woord ook wel zonder oogcontact. Zet bescheiden mensen tegenover de moderator, zodat die ze kan aanmoedigen om deel te nemen aan het gesprek.

Op dit ogenblik kan de deelnemers ook worden gevraagd een korte vragenlijst in te vullen met achtergrondinformatie, zoals leeftijd, geslacht, eventueel etnische achtergrond, beroep of opleiding.

5.5 Randvoorwaarden voor focusgroeponderzoek

Enthousiaste onderzoekers beginnen vaak aan kwalitatief onderzoek zonder goede logistieke en financiële ondersteuning. Kwalitatief onderzoek lijkt op het eerste zicht goedkoop. Niets is minder waar.

In de begroting moeten de *kosten* voor het organiseren van de focusgroepen, technische ondersteuning en mankracht voor de analyse worden opgenomen. De kosten van de focusgroepen omvatten het uitnodigen van de deelnemers (rekruteringsprocedure), de betaling van een moderator, en eventueel de observator, een kleine vergoeding voor de deelnemers (incentive en reisonkosten) en eventueel de huur van een ruimte met catering. Reken ongeveer drie uur per focusgroep (voorbereiding, eigenlijk focusgroepgesprek, debriefing). Denk ook aan de reiskosten van de moderator en observator.

Al het opgenomen materiaal moet worden uitgetypt, wat kosten meebrengt die aanzienlijk kunnen oplopen. Een typisch focusgroepgesprek duurt 90 à 120 minuten, wat leidt tot 25 à 35 bladzijden uitgetypte tekst. Voor de analyse is minstens één extra onderzoeker nodig om te coderen. Technische ondersteuning bestaat uit goede opnameapparatuur, een computer en eventueel software voor de analyse.

Kwalitatief onderzoek is gemakkelijk en snel uit te voeren. Focusgroepen leveren inderdaad in korte tijd veel informatie. Veel opdrachtgevers denken dan ook dat dit in één of twee maanden valt te klaren. Dit is een valkuil. Uittypen en analyseren zijn arbeidsintensieve processen die veel *tijd* vragen. De duur is afhankelijk van mankracht en middelen. Zijn er veel ervaren codeerders, dan kan het snel gaan, maar houd toch rekening met gemiddeld zes maanden voor een focusgroepenonderzoek.

Een belangrijk hulpmiddel om het onderzoek tot een goed einde te brengen en de betrouwbaarheid te verhogen is goede opname*apparatuur*. De audiorecorder of minidisc moet een goede opnamekwaliteit hebben en uitgerust zijn met een microfoon met een groot opnamebereik. Ga van tevoren na of er geen auditieve stoorzenders zijn, zoals straatverkeer. De observator heeft bij een audio-opname een belangrijke taak bij het noteren van het non-verbaal gedrag.

Het gebruik van een videorecorder is ook een mogelijkheid. Dit doet wel iets af aan de klankopname en het kan het uittypen bemoeilijken. Het voordeel is dat het non-verbale gedrag van de deelnemers achteraf kan worden geëvalueerd. Het is echter onmogelijk om iedereen op te nemen.

5.6 Gegevensverwerking en rapportering

De analyse start al onmiddellijk na de focusgroep, waarbij moderator en observator hun indrukken over de groep delen en aanvullen. Het analyseren van de geschreven nota's van de observator maakt integraal deel uit van de analyse en wordt opgenomen in het eindrapport.

Interacties tussen de deelnemers zijn bij focusgroepen belangrijk. Indien slechts enkele deelnemers het proces overheersen, dan kan de betrouwbaarheid van de informatie uit die groep laag zijn. Dit gegeven moet worden meegenomen in de analyse.

Bij het uittypen van de focusgroepgesprekken geeft men ook duidelijk aan waar het gesprek onverstaanbaar was, omdat de deelnemers door elkaar praatten en of er bepaalde dingen opvallen zoals gelach of stiltes.

Bij de analyse mag men niet nastreven om te kwantificeren of te veel te generaliseren. Focusgroepen geven juist een dieper inzicht in het onderwerp. Semikwantitatieve en beschrijvende analyse kan echter wel. In veel rapporten vindt men beweringen als 'in alle groepen behalve één, was er een uitgebreide discussie over' of 'in elke groep, waren er één of twee deelnemers die...'. En het aantal keer dat iets wordt gezegd, maakt dit niet direct belangrijker.

Resultaten van focusgroepenonderzoek bieden de gelegenheid tot triangulatie met gegevens uit andere onderzoeken.

5.7 Valkuilen

Zoals elke onderzoeksmethode hebben ook focusgroepsgesprekken heel wat mogelijke valkuilen:
- Groepsgesprekken zonder duidelijke onderzoeksvraag kunnen niet beschouwd worden als een focusgroepenonderzoek, omdat de onderzoeksmethode juist bedoeld is als middel om antwoorden te verzamelen op de geformuleerde onderzoeksvraag.
- Deelnemers aan een focusgroep moeten voldoende met het onderwerp vertrouwd zijn. Daarom is het vaak erg moeilijk om niet-gebruikers van

een bepaalde dienstverlening hierover te bevragen in een focusgroep. Het is moeilijk om mensen te laten praten over hun gebrek aan en/of beperkte ervaring met iets.
- Sommige onderzoekers zijn bang voor de interactie binnen een focusgroep, waardoor de moderator liever het rijtje af gaat binnen een groep en het al snel een 'serie-'interview wordt.[10] Daardoor worden de mogelijkheden van een focusgroepsdiscussie erg beperkt en krijgt men zelfs tegelijkertijd te maken met de nadelen van een focusgroep en van een interview.
- Focusgroepen kunnen ook worden gebruikt om gevoelige onderwerpen te bespreken, zoals seksueel gedrag, middelenverslaving of discriminatie. Maar de onderzoekers moeten dan wel een duidelijk plan hebben hoe ze omgaan met te persoonlijke onthullingen en de ethische aspecten die dat meebrengt, onder andere de bescherming van de privacy.
- Bovendien is het nooit de bedoeling dat men de problemen die naar voor komen in een focusgroep meteen gaat oplossen. Het blijft een onderzoekssetting om beter zicht te krijgen op een bepaald probleem; de vriendschappelijke sfeer in een focusgroep kan echter hogere verwachtingen oproepen, te meer omdat deelnemers al te vaak de problemen eerder al naar voren hebben gebracht, zonder dat 'er iets aan gedaan werd'.
- Focusgroepen worden te veel beschouwd als een goedkope en snelle methode. De gegevensverzameling kan wel snel gaan, vooral in vergelijking met interviews. Maar men moet de hoeveelheid tijd aan voorbereiding en achteraf aan de verwerking niet onderschatten.

5.8 Besluit

Focusgroepen kunnen een goede onderzoeksmethode vormen om op relatief korte termijn gegevens te verzamelen over een nieuw te exploreren onderwerp. De onderzoeksvraag, een goed script met duidelijke focus en de eigenlijke gesprekken uitgevoerd volgens de regels van de kunst zijn uitermate belangrijk voor een geslaagd onderzoeksproject. Voor een grondige analyse zijn voldoende tijd en mankracht nodig.

Literatuur

1 Murphy E, Dingwall R, Greatbatch DSP, Watson P. Qualitative research methods in health technology assessment: a review of the literature. Health Technol Assess 1998;2:1-273.
2 Britten N. Qualitative research: Qualitative interviews in medical research. BMJ 1995;311:251-3.
3 Morgan DL, Spanish MT. Focus groups: A new tool for qualitative research. Qualitative Sociology 1984:253-70.
4 Hendrickx K, Lodewijckx E, Royen PJD van. Sexual behaviour of second generation maroccan immigrants balancing between traditional attitudes and safe sex. Patient Educ Couns 2002;47:89-94.

5 Vermeire E, Royen P van, Coenen S, Wens J, Denekens J. The adherence of type 2 diabetes patients to their therapeutic regimens: a qualitative study from the patient's perspective. Pract Diab Int 2003;20:209-14.
6 Royen P van, De Lepeleire J, Maes R. Home visits in general practice: an exploration by focus groups. Arch Public Health 2002;60:371-84.
7 Peremans L. Strategieën ter preventie van ongewenste tienerzwangerschappen. Hoe verloopt het noodpilconsult bij de hulpverlener? Een kwalitatief onderzoeksproject in samenwerking met wvvh, kava en vwvj (2001-2003). wvvh, 2005:50.
8 Borkan J. Mixed methods studies: a foundation for primary care research. Ann Fam Med 2004;2:4-6.
9 Pope C, Royen P van, Baker R. Qualitative methods in research on healthcare quality. Qual Saf Health Care 2002;11:148-52.
10 Kitzinger J. Qualitative research: introducing focus groups. bmj 1995;311:299-302.

6 Participeren in ziekte en zorg: meer over kwalitatief onderzoek*

Sjaak van der Geest

6.1 Inleiding

Naast open interviews, focusgroepdiscussies en waarneming is participatie van eminent belang in kwalitatief onderzoek. In vier beschouwingen over kwalitatief onderzoek die in 2004 in Huisarts & Wetenschap gepubliceerd zijn, is de methodologische en epistemologische waarde van participatie opvallend afwezig.[1-4] Deze beschouwingen zijn ook in deze uitgave te vinden, respectievelijk als Hoofdstuk 1, 2, 8 en 10. Zowel in de waarnemingen van de onderzoeker,[2] als tijdens het analyseren van de gegevens[3] spelen de eigen ervaringen van de onderzoeker immers een cruciale rol, ook al wordt dat niet altijd expliciet beschreven.

Het uitgangspunt van deze beschouwing over participatie is eenvoudig: communicatie tussen mensen (zoals in onderzoek) is niet mogelijk, tenzij er sprake is van gedeelde ervaring. Wij weten alleen maar waar de ander het over heeft, als we het onderwerp van zijn mededeling kunnen 'plaatsen' in onze eigen ervaringen. De – inmiddels spreekwoordelijke – bezoeker van Mars begrijpt aanvankelijk weinig tot niets van wat hij hoort en ziet op onze aarde, omdat zijn referentiekader totaal anders is.

Het epistemologisch belang van het eigen referentiekader wordt mooi samengevat in het citaat dat Philipsen en Vernooij-Dassen[1] in het eerste artikel van deze serie (hoofdstuk 1 in dit boek) ontlenen aan Heer Bommel: 'De gewone ervaring leert anders.' Wetenschappers mogen van alles beweren over mensen en hun gedrag, maar soms weten we, op basis van doodgewone ervaring, dat ze zich vergissen. Die vergissing kan voortkomen uit de onbetrouwbaarheid of het misverstaan van hun gegevens. De 'ervaringsdeskundige' ziet onmiddellijk dat iets niet klopt. De onderzoeker heeft zich blijkbaar

---

* Huisarts & Wetenschap 2006;49(4):197-201.

iets op de mouw laten spelden, of hij begrijpt niet waar zijn gesprekspartners het over hebben omdat hij geen affiniteit heeft met hun ervaringen. De gewone ervaring weet wel beter.

6.2 Voordelen van participatie

In een korte reflectie op haar onderzoek naar verzorging van verpleeghuispatiënten die weigeren te eten noemt Roeline Pasman drie voordelen van intensieve participatie in onderzoek:[5] participatie verkleint de afstand tussen onderzoeker en onderzochte, leidt tot de 'ontdekking' van thema's of verschijnselen waarop de onderzoeker niet bedacht was en voert tot een dieper inzicht en invoelen van de problematiek waar het onderzoek over gaat.

Pasman geeft van alle drie de voordelen een voorbeeld uit haar onderzoek. Die voorbeelden zijn overtuigend. Zo ziet iedereen in dat verpleegkundigen en ziekenverzorgers toeschietelijker zullen zijn tegenover een onderzoeker die met hen meewerkt dan tegenover iemand die met een boekje in zijn hand staat toe te kijken. Dat de onderzoeker door zelf aan zorgactiviteiten deel te nemen nieuwe ontdekkingen kan doen, behoeft ook nauwelijks betoog. Pasman geeft het voorbeeld van een dementerende vrouw die aanvankelijk 'weigert' te eten, maar even later smakelijk het voedsel naar binnen werkt. Het is een ervaring die haar aan het denken zet, op nieuwe ideeën brengt. Tot slot is er het diepere inzicht dat het delen van ervaringen met verzorgers oplevert. De auteur begrijpt nu, schrijft ze, wat een verzorgende bedoelt als ze – met enige gêne – zegt: 'Ik heb een goeie dag, als alle patiënten hun bord hebben leeggegeten.'

6.3 Beperkingen van participatie

Het lijkt me niet nodig deze voordelen van participatie in onderzoek verder te bepleiten of toe te lichten. Ze spreken bijna voor zichzelf. Wel dient opgemerkt te worden dat veel onderzoekers een te rooskleurig beeld geven van hun participatie. Vooral antropologen die onderzoek doen in verre landen, bij mensen die in taal, levenswijze, levensstandaard en gezondheid zeer van hen verschillen, nemen de term 'participatie' soms te gemakkelijk in de mond. 'Wie van ver komt, kan gemakkelijk liegen', zeggen de Fransen. Maar ook in de eigen samenleving is *echte* participatie zelden mogelijk en zouden onderzoekers iets voorzichtiger, reflectiever, moeten zijn als ze het woord gebruiken.

Laat ik twee aspecten noemen van participatie die de claims van onderzoekers sterk relativeren: de beperktheid en de vrijblijvendheid ervan. Onderzoekers die participeren doen dat gewoonlijk slechts in een klein gedeelte van het werk of leven van hun 'respondenten'. In het tijdschrift KWALON (een acroniem voor Kwalitatief Onderzoek in Nederland) bestaat sinds 2000 een rubriek 'In het spoor van Malinowski', waarin onderzoekers over hun participerende observatie schrijven (Bronislaw Malinowski wordt in de antropologie vereerd als de 'uitvinder' van participerende observatie). Recente bijdragen in de rubriek gaan over verpleeghuiszorg, Turkse illegalen, Russische maffia, een Marokkaanse jeugdbende, cocaïnegebruikers, initiatie van meisjes in Zambia, dansen en zorg voor prematuur geboren kinderen. Deze kleurrijke opsomming laat onmiddellijk raden hoe beperkt de participatie van de onderzoekers aan diverse onderwerpen moet zijn geweest. Zelfs het dansen, ogenschijnlijk het eenvoudigste onderwerp in de lijst, gaat sommige antropologen moeilijk af, zoals de schrijvers laten weten.[6]

Nog problematischer is dat participatie, zelfs *als* deze plaatsvindt, een andere ervaring oplevert dan die van de mensen op wie de onderzoeker is gericht. Het verschil schuilt in de vrijblijvendheid van de participatie van de onderzoeker. Deze doet het maar even en met een ander doel. Na enkele maanden stopt hij ermee en vervolgens gaat hij zijn bevindingen ergens anders opschrijven. Zijn respondenten doen dit werk echter om hun brood te verdienen en hebben vaak geen andere keuze. Ze zijn, om het Heideggeriaans te zeggen, in dat leven geworpen en kunnen niet weg, zoals de onderzoeker. Dat verschil zorgt voor een ervaring die cognitief en emotioneel wezenlijk anders is. Dat existentiële verschil tussen participatie als methodologie en de gewone dagelijkse ervaring stellen onderzoekers nog te weinig ter discussie. Participatie, kortom, is lastiger en problematischer dan op het eerste gezicht lijkt, maar er is geen beter alternatief. Kwalitatief onderzoek waarin gedeelde ervaring geheel ontbreekt, is zinloos. Wel moeten we weten wat de mogelijkheden en beperkingen zijn van participatie in kwalitatief onderzoek naar ziekte en zorg.

6.4 Participeren als hulpverlener, betrokkene of zieke?

Participatie op het terrein van zorg en gezondheid levert extra complicaties op. Schematisch gezien zijn er voor een onderzoeker drie participatierollen mogelijk, die ook drie zeer verschillende soorten van ervaring – en dus inzicht – opleveren. Waar ziekte is, zijn er drie partijen: de zieke, de directbetrokkenen (familie, vrienden) en professionele zorgverleners. Dat zijn ook de drie rollen waaruit de onderzoeker kan kiezen. De laatste twee zijn relatief eenvoudig; de eerste – vaak de meest relevante – is echter uiterst problematisch. Laten we ze alle drie, in omgekeerde volgorde, nader beschouwen.

Als hulpverlener

Onderzoekers in ziekenhuizen en andere medische instellingen kiezen vaak een plekje bij de behandelende staf. Soms horen zij al bij die staf en proberen ze hun medisch werk te combineren met dat van participerende observatie. Op papier lijkt dat een ideale oplossing als zij ten minste de medische behandelaars als onderzoeksobject hebben. Vaak is dat echter niet zo en zijn zij tevens, of vooral, geïnteresseerd in de ervaringen van de patiënten. Dan wordt onmiddellijk duidelijk dat de rol van behandelaar lang niet altijd geschikt is om de patiënt beter te begrijpen. Soms zijn artsen en/of verpleegkundigen immers leden van de 'tegenpartij' tegenover wie men veel verzwijgt of simuleert.

Het onderzoek van Pasman,[5] die zelf een verpleegkundige achtergrond heeft, is een goed voorbeeld van participatie aan zorg en behandeling die ook van direct nut was voor het onderzoeksobject: het ging haar om de ideeën en praktijken van de zorgende staf. Een ander geslaagd voorbeeld is het onderzoek van Andrea Kuckert, verpleegkundige en antropologe, over de houding van de verpleegkundige staf tegenover buitenlandse patiënten in een Duits ziekenhuis.[7] Zij verpleegde patiënten en nam deel aan de informele gesprekken van haar collega's. Daarnaast nam zij lange interviews van hen af. Anne-Mei The[8] werkte mee met verzorgers in een stedelijk verzorgingshuis voor dementerende ouderen en ervoer van binnenuit de frustraties en dilemma's van hun beroep.

Erik Vermeulen, verpleegkundige en socioloog, deed onderzoek op twee intensivecare-units voor prematuur geboren kinderen. Hij wilde juist niet als lid van de staf worden gezien en trachtte zich te distantiëren van het werk van zijn (ex-)collega's. Dat lukte echter nauwelijks. In één ziekenhuis was hij zelfs verplicht een witte jas aan te trekken. In het andere ziekenhuis had hij eerder op de afdeling gewerkt en had hij het voordeel met de medische problematiek en de zorgprotocollen vertrouwd te zijn, maar hij voelde zich tegelijkertijd ongemakkelijk met die kennis. Het werkeloos toekijken bij de gebeurtenissen met hun vele medische en emotionele complicaties was een kwelling voor hem.[9]

Iemand die eveneens een medische achtergrond heeft, maar die 'onderdrukte', was Shahaduz Zaman, een arts en medisch antropoloog uit Bangladesh. Hij keerde terug naar het ziekenhuis waar hij zijn medische opleiding had gehad om onderzoek te doen naar de cultuur van een orthopedieafdeling met honderd bedden. Hij probeerde zich te onttrekken aan alle medische handelingen, juist om dichter bij de patiënten te komen, maar raakte daardoor in een ongemakkelijke positie. De staf wist van zijn medische achtergrond en sprak hem daarop aan. Ook veel patiënten beschouwden hem als een arts en raakten in verwarring als hij die rol weigerde.[10]

Onderzoekers zonder medische achtergrond hebben het in sommige opzichten gemakkelijker: voor de medische staf zijn zij duidelijk *geen* collega's maar buitenstaanders die ter wille van het onderzoek geduld worden, soms verkleed in het wit zoals The[11] in een eerder onderzoek en ook Pool.[12] Gibson[13] ontwierp voor haar onderzoek zelf een wit jasje dat voor de medische staf duidelijk herkenbaar was als 'niet echt', maar dat wel 'werkte'. Er hoeft geen misverstand te bestaan over hun aanwezigheid: zij doen onderzoek en niets anders. Hun aanwezigheid kan echter ook tot ongemak of irritatie bij de staf leiden; ze worden als pottenkijkers beschouwd. Ze zijn geen collega's en hun 'participatie' kan in de ogen van sommige professionals een vorm van misleiding zijn.

Als betrokkene

De meeste onderzoekers die zich participerend in ziek-zijn verdiepen, gedragen zich als meelevende bezoekers aan het bed. Zij converseren met de zieke, helpen hem of haar bij dagelijkse bezigheden, praten met andere bezoekers, in het bijzonder familieleden, en kijken rond. Een voorbeeld van zo'n bezoekende onderzoeker was Els van Dongen die eindeloos gesprekken voerde met de bewoners van een psychiatrisch ziekenhuis in zuidelijk Nederland. Zij wenste uitdrukkelijk niet met de staf te worden geïdentificeerd.[14]

Hoewel Anne-Mei The in haar eerste onderzoek een witte jas aan had, gedroeg zij zich vaak als 'bezoeker'. Ze deed onderzoek bij patiënten met kleincellig longcarcinoom in een ziekenhuis in Noord-Nederland.[11] Eigenlijk bewoog ze zich tussen beide rollen in: vaak liep ze met de medische staf mee, maar de betrokkenheid die ze aan de dag legde was zo on-medisch dat de zieken haar steeds meer als een bijzondere bezoeker, een vertrouwenspersoon, een 'steun en toeverlaat' gingen zien. Zij ontwikkelde een persoonlijke band met enkelen van de patiënten en hield telefonisch contact met hen als ze het ziekenhuis verlieten. Haar goede relaties met de zieken en haar persoonlijke gevoelens maakten het mogelijk dichter bij de werkelijkheid te komen van de zieken. Haar eigen emoties, schrijft zij, brachten haar bij die van de patiënten.[15]

Als zieke

Wie de ervaringen van de *zieke* wil beschrijven en begrijpen wordt er niet zoveel wijzer van als arts, verpleegkundige of bezoeker rond te lopen tussen bedden; die moet zelf 'het bed' in. In een commentaar op het onderzoek van The schrijft Nijhof:

'Wie weet nu het beste wat er in stervenden omgaat? Degene die hen met veel compassie participerend observeert? Of degene die mensen van nabij beleeft? Of degene die hen als interviewer vraagt naar hun leven van de laatste tijd? Of degene die het zelf overkomt en overdenkt, en opschrijft wat hem wedervaart?'[16]

Het is een retorische vraag en iedereen begrijpt dat de laatste de beste 'onderzoeker' is. Voorbeelden van patiënten als onderzoekers zijn echter schaars. Er zijn twee soorten: de echte zieken en de simulanten.

Een weinig bekend, maar leerzaam experiment van simulatie was dat van French die zich voor vijf dagen liet opnemen in een revalidatiekliniek.[17] De voorgewende ziekte noodzaakte hem zich in een rolstoel voort te bewegen. Zijn observaties gingen onder meer over de intense verveling op de afdeling, maar de psychische druk op hem in zijn rol van gehandicapte ging zijn onderzoek steeds meer beheersen. Na vijf dagen kon hij het niet meer opbrengen die rol te spelen en bekende hij zijn ware identiteit aan zijn medepatiënten. Dat was meteen het einde van zijn onderzoek. Een jong meisje was verontwaardigd en verweet hem: 'Who do you think you are, trying to imitate a cripple? You will never know what it feels like.' Dat verwijt raakte de methodologische kern van het experiment: een gespeelde ziekte 'voelt' anders dan een echte.

Ik was zelf betrokken bij een ander geval van een neppatiënt als onderzoeker. Een Ghanese sociologiestudent die mij hielp bij mijn onderzoek onder ouderen in een Ghanees dorp liet zich enkele dagen opnemen met voorgewende malaria in een ruraal ziekenhuis, om vanaf het bed participerend observerend onderzoek te kunnen doen.[18] Het plan had de goedkeuring van de ziekenhuisautoriteiten en de stafleden op de afdeling waar hij lag. Alleen zijn medepatiënten waren niet op de hoogte. Ikzelf kwam bij hem op ziekenbezoek en verleende op die wijze incognito supervisie. De student hield een uitgebreid dagboek bij over het reilen en zeilen op de afdeling, maar de ervaring van werkelijk patiënt te zijn in een Ghanees ziekenhuis bleef hem bespaard.

Het is duidelijk: wie het ziek-zijn van binnenuit wil beschrijven, moet zelf ziek worden. Voor die ervaring bestaat geen substituut. De rollen moeten worden omgekeerd: de onderzoeker moet niet 'ziek' worden, maar de zieke moet onderzoeker worden. Ziek worden laat zich niet plannen, maar reflectie op een ongeplande ziekte kan men wel plannen. Ik noem dat 'permanente receptiviteit': voortdurend alert zijn op wat er gebeurt en onderzoeker van zichzelf worden; reflecteren op eigen ervaringen vanuit een sociologisch/antropologisch perspectief.

Mijn eigen ervaringen met ziekte zijn – gelukkig – beperkt, maar toen ik voor enkele dagen in een Ghanees ziekenhuis werd opgenomen, werkte mijn permanente receptiviteit acuut. Enkele van mijn meest indringende observaties waren de angstaanjagende toiletten achter de schermen en het hoge religiositeitsgehalte van het ziekenhuis.[19] Ik was echt ziek, cholera waarschijnlijk, maar mijn ervaringen hadden toch niet zo veel gemeen met die van mijn medepatiënten. In tegenstelling tot velen van hen had ik genoeg geld om de behandeling te betalen. Enkele dagen later zat ik – weliswaar bleekjes – weer veilig thuis.

Een overtuigender voorbeeld van een zieke die onderzoeker werd (of bleef) is Gerhard Nijhof, medisch socioloog, die op zeker moment te horen kreeg dat hij darmkanker had. Hij werd geopereerd en moest leren leven met zijn ziekte. De kanker veranderde zijn leven, maar ook zijn sociologie. *Ziekenwerk*, het boekje dat hij over zijn ervaringen schreef, is een proeve van een nieuwe medische sociologie, een visie van binnenuit.[20] Voor de meeste medisch sociologen is ernstige ziekte geen eigen ervaring. Ze houden een enquête of nemen een interview af en gaan weer naar hun huis of kantoor. De begrippen die zij gebruiken, verraden hun herkomst: 'de hoofden van gezonde sociologen'. Nijhof werd zich dat scherp bewust toen hij zelf ziek werd en liep tegen andere begrippen op.

'Apparaatzekerheid' bijvoorbeeld. Sociologen hebben veel en kritisch geschreven over de vertechnisering van de ziekenhuiszorg. Artsen en verpleegkundigen zouden meer met machines dan met mensen bezig zijn. De machine als vijand, of althans als concurrent van de zieke. Zelden had Nijhof bij zijn vakgenoten iets gelezen over het vertrouwen dat uitgaat van deze machines, de gemoedsrust die ze geven. Voor *hem* waren de machines wel vertrouwenwekkend; de slangen waren navelstrengen die hem in leven hielden. Als hem kort na zijn operatie wordt meegedeeld dat hij van de intensive care terug mag naar de afdeling, is hij niet blij. Losgekoppeld worden van de veilige apparatuur jaagt hem schrik aan. Hij gaat zijn eigen lichaam steeds meer zien als een apparaat dat reparabel is als er iets misgaat, maar dan moet de juiste technologie wel beschikbaar zijn.

En dan was er de nacht, een onbekende grootheid in de medische sociologie, die alleen aan het daglicht gewend schijnt.

'Ik kan mij niet herinneren het woord "nacht" in al mijn literatuur ooit te zijn tegengekomen. 's Nachts slapen de meeste sociologen en is de samenleving voor hen gesloten. Maar die nacht is in hun werk misschien ook wel afwezig omdat zij denken dat er weinig gebeurt, dat ook andere mensen 's nachts slapen.'

Maar dat is een vergissing. Een van de verstoringen van het dagelijks leven die ziekte teweegbrengt, is die van het dag- en nachtritme. 'Het is niet meer: overdag werken en 's nachts slapen. Werken doe je niet meer. Slapen doe je op tijden dat het je overkomt, als het wil lukken, en niet als het niet wil lukken.' Het dóórkomen van de slapeloze nacht is een van de zwaarste opgaven van het 'ziekenwerk' dat hij moet verrichten. Tv-herhalingen van voetbalwedstrijden, tennistoernooien en Tour de France-etappes zijn zijn redding. Zijn mijmeringen eindigen met een pleidooi voor meer aandacht voor de 'allenachtse' gezondheidszorg.

Zijn grootste 'bekering' als socioloog bestond echter uit zijn erkenning van het belang van het *ongesproken* woord. Jarenlang had hij zich gebogen over teksten, geschreven of gesproken, en zijn vak uitgeoefend in de vaak minutieuze analyse van teksten. En nu dit:

'Wij weten wel dat mensen over veel dingen er het zwijgen toe doen, maar wij blijven naar hun praten luisteren... De dingen waarover mensen hun mond houden ontgaan ons.'

Daarom, oordeelt de auteur over zijn collega's en zichzelf, 'missen ondervragende sociologen zoveel van wat ziekte voor zieken betekent, van wat zieken doen.' Rond een ziekte als kanker heerst immers vooral de stilte. Dat ziekte de vanzelfsprekendheden op zijn kop zet, zoals hij niet nalaat te zeggen, wordt in dit laatste voorbeeld bijna dramatisch bevestigd ten aanzien van zijn eigen sociologisch credo.

6.5 Conclusie: permanente receptiviteit

Nijhofs overpeinzingen laten zien wat *echte* participatie teweegbrengt in onderzoek naar de betekenis van ziekte. Constante alertheid is de belangrijkste 'methodologie' van de participerende onderzoeker. Participeren in ziek-zijn laat zich niet programmeren. Soms doet de kans zich echter voor, maar het probleem van die 'kans' is dat hij ongepland en ongewenst is. Hij is vermomd als persoonlijke tegenslag, een gebeurtenis die zich voordoet als iets wat het onderzoek belemmert of zelfs onmogelijk maakt. De kunst van permanente receptiviteit is door die vermomming heen te kijken en de kans die zij biedt te benutten. Men maakt niet van de nood een deugd, men ziet dat de nood een deugd *is*.

Literatuur

1 Philipsen H, Vernooij-Dassen M. Kwalitatief onderzoek nuttig, onmisbaar en uitdagend. Huisarts Wet 2004;47:454-7.
2 Hak T. Waarnemingsmethoden in kwalitatief onderzoek. Huisarts Wet 2004;47:502-8.
3 Wester F. Analyse van kwalitatief onderzoeksmateriaal. Huisarts Wet 2004;47:565-70.
4 Zwieten M van, Willems D. Waardering van kwalitatief onderzoek. Huisarts Wet 2004;47:631-5.
5 Pasman R. Verplegen bij versterven; de meerwaarde van intensief participeren. KWALON 2005;10:20-4.
6 Coolen C, Mommersteeg G. Dansende antropologen. Een pas de deux in het veld. KWALON 2002;7:18-24.
7 Kuckert A. Fremde Sprachen, andere Sitten: Kulturkenntnis in der Pflege. Doctoraal Scriptie Antropologie. Amsterdam: Universiteit van Amsterdam, 2001.
8 The AM. In de wachtkamer van de dood. Leven en sterven met dementie in een verkleurende samenleving. Amsterdam: Thoeris, 2004.
9 Vermeulen E. Een proeve van leven. Praten en beslissen over extreem te vroeg geboren kinderen. Amsterdam: Aksant, 2001.
10 Zaman S. Broken limbs, broken lives: Ethnography of a hospital ward in Bangladesh. Amsterdam: Aksant, 2005.
11 The AM. Palliatieve behandeling en communicatie: Een onderzoek naar het optimisme op herstel van longkankerpatiënten. Houten/Diegem: Bohn Stafleu Van Loghum, 1999.
12 Pool R. Vragen om te sterven. Euthanasie in een Nederlands ziekenhuis. Rotterdam: WYT Uitgeefgroep, 1996.
13 Gibson D. The body in hospitalisation. A study of doctors, nurses and patients in a Cape Town teaching hospital. Proefschrift. South Africa: University of Western Cape, 1999.

14 Dongen E van. Zwervers, knutselaars, strategen. Gesprekken met psychotische mensen. Amsterdam: Thesis, 1994.
15 The AM. Emotie en inzicht: Eigen onderzoekservaringen als data. Medische Antropologie 1999;11:323-34.
16 Nijhof G. 'Openheid' in kwalitatieve interviews ter discussie. KWALON 2000;5:4-10.
17 French DJ, et al. Participant observation as a patient in a rehabilitation hospital. Rehabilitation Psychology 1972;19:89-95.
18 Geest S van der, Sarkodie S. The fake patient: A research experiment in a Ghanaian hospital. Social Science & Medicine 1999;47:1373-81.
19 Geest S van der. In een Ghanees ziekenhuis. KWALON 2001;6:24-8.
20 Nijhof G. Ziekenwerk. Een kleine sociologie van alledaags ziekenleven. Amsterdam: Aksant, 2001.

7 Conversatieanalyse: orde in de details*

Paul ten Have

7.1 Inleiding

De term 'conversatieanalyse' is een beetje verwarrend. Het is een letterlijke vertaling van *conversation analysis* (CA), een ingeburgerde aanduiding van een heel specifieke onderzoekstraditie. Eigenlijk is de aanduiding 'conversatieanalyse' zowel te breed als te smal. Lang niet alle analyse van 'conversatie' valt eronder, terwijl binnen CA niet alleen 'conversaties' worden onderzocht, maar allerlei soorten gesprekken, of zoals men tegenwoordig zegt: *talk-in-interaction*. In dit hoofdstuk gaat het deels over CA als zodanig, en deels over toegepaste conversatieanalyse, vooral in een medische context.

7.2 Ontwikkeling

De CA-traditie is in de jaren zestig ontwikkeld door enkele Amerikaanse sociologen: Harvey Sacks, Emanuel Schegloff en Gail Jefferson, waarna deze zich geleidelijk maar gestaag verder heeft uitgebreid. Nu beoefenen sociologen, taalkundigen, antropologen en communicatiewetenschappers in de hele 'westerse' wereld CA. Sacks en de zijnen ontdekten dat het mogelijk is om ook in de details van de manier waarop mensen met elkaar praten een actieve, lokaal vormgegeven sociale orde aan te wijzen. Taalkundigen waren geneigd om gesproken taal als een gebrekkige en slordige vorm van taalgebruik te beschouwen, waarin nauwelijks een welgevormde zin te ontwaren viel en sociale wetenschappers lieten zich al helemaal niet in met de wijze waarop taal in gesprekken functioneerde. Sacks en de zijnen namen echter de moeite om nauwkeurig te bekijken hoe mensen in gesprekken met elkaar omgaan. Zij deden dat door audio-opnamen te beluisteren en zorgvuldig uit te schrijven. Daarbij ging het hun niet zozeer om de inhoud van wat mensen

---

* Dit hoofdstuk is een bewerking van een eerder verschenen artikel: Have P ten. Conversatieanalyse: orde in de details. KWALON 2006;11(2):16-23.

zeiden, als wel om de formele aspecten die in hun interacties konden worden waargenomen, zoals typische opeenvolgingen, zegswijzen, *timing*. Het gaat, in de terminologie van Schegloff, om de procedurele infrastructuur van interactie.

Globaal gesproken kun je twee inspiratiebronnen voor deze wending aanwijzen: het werk van Erving Goffman en de benadering van Harold Garfinkel. Goffman had hun interesse gewekt voor *the interaction order* als een relatief zelfstandig werkelijkheidsgebied. Hij werkte dat uit in conceptuele onderscheidingen geïllustreerd met globale observaties. De tweede inspiratiebron was Garfinkel, die aandacht gaf aan de lokale constitutie van de sociale orde op basis van de competenties die mensen als lid van de samenleving van elkaar verwachten. Sacks en Schegloff ontdekten dat je dit het beste via audio-opnamen en transcripties kon onderzoeken. Met name Sacks ontwikkelde trefzekere concepten om de patronen die mensen in gesprekken gebruiken en de structuren die ze zo construeren op een technische manier aan te duiden. Zo ontwikkelde hij één term, *adjacency pair*, om typische kenmerken van opeenvolgingen als vraag-antwoord, groet-wedergroet, voorstel-acceptatie/afwijzing aan te geven.

7.3 Kernbegrippen

Geleidelijk kregen twee facetten van gespreksordening daarbij een centrale positie: *beurtwisseling* en *sequentiële* organisatie.[1,2] Kenmerken van een gesprek zijn dat er overwegend één persoon tegelijk aan het woord is en dat er sprekerwisseling optreedt. Hoe brengen mensen dat tot stand? In hoofdzaak gebeurt dat door in het gesprokene relatief zelfstandige stukjes te onderscheiden, beurtopbouweenheden (*turn constructional units*, TCUS). Als zo'n stukje afloopt zou een ander de beurt kunnen overnemen, afhankelijk van wat er in dat stukje is gedaan. Als er bijvoorbeeld is gezegd 'wat vind jij, Yvette?', dan wordt het antwoord natuurlijk van de aangesprokene verwacht. Daarmee zijn we meteen bij het tweede facet, sequentiële organisatie. Om daarop greep te krijgen, werd onder andere het al genoemde begrip *adjacency pair* (aangrenzend paar, AP) ontwikkeld. Een samenhangende sequentie als de vraag aan Yvette en haar reactie daarop is een voorbeeld van een *adjacency pair*. Algemener geformuleerd: met AP wordt aangeduid dat na uitingen die een bepaalde handeling verrichten in veel gevallen een daaropvolgende, complementaire handeling van een gesprekspartner wordt verwacht. Zo zou na een groet een wedergroet moeten volgen; na een vraag een bijpassend antwoord; na een uitnodiging een acceptatie of een afwijzing; na een beschuldiging meestal een ontkenning, soms een toegeven, enzovoort. Soms wordt zo'n sequentie voorbereid door een *pre*-sequentie: 'mag ik je wat vragen?' – 'ja hoor'. Soms wordt er tussen de twee delen van een AP een sequentie ingevoegd, bijvoorbeeld door een verzoek om verduidelijking. En ook ná een AP kunnen uitbreidingen plaatsvinden: 'vind je dat echt?' – 'ja absoluut'.

Beurtwisseling en sequentiële organisatie hangen nauw samen. De eenheden van een AP worden in afzonderlijke beurten ondergebracht. Maar een beurt kan natuurlijk ook uit verschillende TCUS worden opgebouwd. Iemand kan bijvoorbeeld een mop vertellen, die een aantal eenheden bevat, zoals een inleiding en een serie gebeurtenissen of uitspraken, waarna, bij een duidelijk eind, via een *punch line*, de beurt als het ware overgaat op het publiek voor gelach, commentaar, enzovoort. Al deze zaken vergen interactie, het inzetten van structurerende middelen van de één en het al dan niet 'volgen' van de ander(en). Elke beurt, elke beurtovergang, elk aangrenzend paar is een product van interactie en onderhandeling.

Je kunt ruwweg zeggen dat de eerste vijftien jaar (vanaf ongeveer 1965 tot 1980) de aandacht van de eerste generatie – de uitvinders en hun leerlingen – uitging naar het ontdekken of ontwikkelen van deze zaken en een aantal complicaties daarbij. Ik noem er twee. Ten eerste is er bij alternatieven, bijvoorbeeld een uitnodiging accepteren of verwerpen, vaak sprake van een zekere voorkeur (*preference*); in dit geval accepteren. Dat is af te leiden uit de manier waarop die alternatieven worden geproduceerd. Het niet-accepteren van een uitnodiging, een reactie die niet de voorkeur heeft (*dispreferred*), wordt aarzelender en met meer omhaal van woorden gedaan. Vergelijk: 'oh leuk, wanneer is het? ik kom absoluut', tegenover 'goed idee, maar het is op zaterdag de 10de? oh sorry, nee, dan kan ik niet, wat jammer.' Ten tweede gaat er wel eens iets fout en wordt er bijvoorbeeld iets niet verstaan of verkeerd begrepen. Dan kan het lopende gesprek onderbroken worden voor een herstelsequentie (*repair*), bijvoorbeeld 'bedoel je Piet Buur?' – 'nee Piet Nijhoff'. Ook voor zulke manoeuvres bestaan voorkeuren en normatieve verwachtingen.

7.4 Werkwijze

Zoals al even aangestipt schuilt het unieke van CA deels in de werkwijze: het gebruik van opnamen en vooral de bijzondere transcripties daarvan. Als je de eerste producten en latere publicaties vergelijkt, kun je zien dat de manier waarop transcripties worden gemaakt steeds verder is verfijnd. De bedoeling van die verfijning is details van gesprekken, waarvan uit analyses blijkt dat ze voor de organisatie van het gesprek belangrijk zijn, in het transcript zichtbaar te maken. Natuurlijk blijft een transcriptie altijd een vereenvoudigde weergave van de opname, waarin bepaalde kenmerken naar voren worden gehaald, terwijl andere worden weggelaten. Binnen CA, en in toenemende mate daarbuiten, wordt een systeem van transcriptieconventies gehanteerd dat ontwikkeld is door Gail Jefferson.[3,4] Ter illustratie volgt hier een fragmentje van een nog relatief eenvoudige transcriptie; het begin van een telefoongesprek.

0		((telefoon gaat over))
1	A	praktijk dokter ↑Noor↓man.
2	C	goedemiddag u spreekt met Van ↑Boor↓de.
3		ik heb (.) eh (.) u heeft een ↑br*ief* gekregen,
4		>als het goed is<
5		van het M O B Prinsen↑*gr*acht (.) eh
6		over een *o*nderzoek van mijn zoon ↑B*o*b.
7	A	ogenbl*i*kje.

De cursiefjes geven een accent aan, de pijlen een toonhoogteverschuiving, de leestekens een meer of minder dalende eindintonatie, de punten tussen haakjes een heel korte onderbreking, en de vishaken een versnelling.

In de analyse wordt met behulp van eerdergenoemde begrippen een beeld van de handelingsorganisatie in een gesprek(sfragment) opgebouwd. Daarbij is de onderliggende vraag: voor welke onderdelen van een organisatorisch probleem wordt door diverse elementen in het gesprek getracht een oplossing te bieden. Dat probleem is in dit geval het vinden van de juiste gesprekspartner om een afspraak te maken voor medisch onderzoek. Dat is dan niet alleen een kwestie van één stukje bekijken, maar ook van het vergelijken met andere gesprekken c.q. fragmenten. Vaak worden in CA-studies hele verzamelingen van bepaalde verschijnselen aangelegd om zo zicht te krijgen op relatief algemene manieren van doen en variaties daarin. Terwijl het in de etnomethodologie vooral gaat om het specificeren van de gang van zaken in hun lokale bijzonderheid, ligt het accent in CA sterker op het analyseren van meer algemeen gehanteerde gespreksmiddelen.

7.5 Na de dood van Harvey Sacks

In 1975 kwam Harvey Sacks bij een ongeluk om het leven. Zijn werk is voortgezet door de groep onderzoekers waarmee hij gewerkt had, met name Schegloff, Jefferson en de eerste generatie van hun leerlingen.[5] Tegen het eind van de jaren zeventig kreeg CA steeds meer belangstelling en daarmee was er ook een ruimere kring van beoefenaren. Hoewel de kern van de CAaanpak, zoals hiervoor geschetst, tot op de dag van vandaag behouden is gebleven, heeft zich in een aantal opzichten een zekere differentiatie voorgedaan die ik hier kort zal aanduiden.

7.6 Taal en CA

Als CA zich bezighoudt met *talk-in-interaction* dan roept dat vanzelfsprekend de vraag op of CA moet worden opgevat als een specialisatie binnen de taalkunde. In sommige vroege CA-publicaties wordt echter gesteld dat de exercitie niet is gebaseerd op een bijzondere belangstelling voor taal als zodanig, maar dat het gaat om een sociologische interesse. Toch zijn veel publicaties verschenen in taalkundige tijdschriften. Sommige linguïsten gingen CA waarderen als een interessante aanvulling op hun discipline, die vooral op het taalsysteem en het schriftelijk taalgebruik is georiënteerd. In de loop van de tijd lijkt de band tussen wat ik wil aanduiden als 'pure' CA en bepaalde onderdelen van de taalkunde steeds hechter te zijn geworden. Het gaat daarbij onder andere om linguïstische pragmatiek, interactionele linguïstiek en functionele grammatica. Deze ontwikkeling is goed te zien in het werk van Emanuel Schegloff, na de dood van Sacks toch de centrale figuur in CA. In CA geïnteresseerde taalkundigen wendden zich voor inspiratie en begeleiding dan ook in sterke mate tot hem. Een interessant thema in dit werk is, dat terwijl CA in de eerste plaats aan de hand van Engelstalig materiaal is ontwikkeld, toepassing van CA-methoden en inzichten op materiaal waarin andere talen worden gebruikt laat zien dat die talen sprekers soms andere interactionele faciliteiten bieden.

7.7 Audio of video

Tot het eind van de jaren zeventig was CA vrijwel geheel gebaseerd op audio-opnamen, vooral van telefoongesprekken, maar ook wel van situaties waarin deelnemers elkaar zowel konden zien als horen.[6] Een bezwaar van dat laatste is natuurlijk dat visuele facetten van de interactie dan niet beschikbaar zijn. Charles Goodwin was de eerste die een CA-werkwijze en door CA gevormd inzicht combineerde met systematische aandacht voor visuele facetten van interactie en hij is daarin nog steeds de *leading figure*.[7,8] In zekere zin wordt een fundamenteel probleem van transcriptie, de onvolledige weergave in vergelijking met wat toegankelijk is, bij het gebruik van video alleen maar lastiger. Het zijn dan ook de best karakteriseerbare non-vocale kenmerken van menselijk optreden, zoals blikrichting en gebaren, die in de op video gebaseerde CA de meeste aandacht hebben gekregen.[7,9] Buiten CA wordt 'non-verbale communicatie' vooral door psychologen en antropologen bestudeerd. De combinatie van CA en video geeft echter een nieuwe en vruchtbare insteek in zulk onderzoek, doordat veranderingen in lichaamshouding in verband kunnen worden gebracht met sequentiële organisatie en beurtwisseling in het spreken. Tegenwoordig wordt in CA heel algemeen met video gewerkt, waarbij ook het hanteren van voorwerpen en de relatie met de materiële omgeving in de analyse kunnen worden betrokken.[10,11]

7.8 Institutionele interactie

In de beginperiode ging de aandacht in CA in hoofdzaak uit naar algemene gespreksverschijnselen, ongeacht de institutionele context. Vanaf eind jaren zeventig ging men echter steeds meer de manier bestuderen waarop gesprekken in diverse institutionele contexten plaatsvinden, om zo ook iets te kunnen zeggen over die contexten als zodanig. Dit is een vorm van toegepaste CA.[12] De manier waarop 'institutionele interacties' verlopen wordt daarbij vaak vergeleken met hoe alledaagse en informele gesprekken worden gevoerd. Nogal wat CA-auteurs benoemen de verschillen die men constateert als *restricties*, die kennelijk in specifieke instituties gelden in vergelijking met informele gesprekken.[13] Zo is geconstateerd dat bepaalde typen gesprekshandelingen voorbehouden kunnen zijn aan leden van specifieke institutionele categorieën. Van journalisten die iemand interviewen voor radio of tv wordt, bijvoorbeeld, verwacht dat die vragen zullen stellen aan de geïnterviewde. Als zo'n journalist voorafgaand aan een vraag een lange inleiding houdt, wordt hij of zij daarbij veelal niet onderbroken, totdat de lopende beurt wordt afgerond met een vraag en de beurt overgaat op de geïnterviewde.[14] Omgekeerd kunnen bepaalde gesprekshandelingen voor sommige categorieën ook 'ongewenst' (*dispreferred*) zijn. Dit geldt volgens Frankel in bepaalde fasen van medische consulten voor vragen van patiënten.[15] Naast deze twee veel onderzochte contexten is er CA-onderzoek gedaan in een grote variatie van institutionele situaties, waaronder rechtbankzittingen, werkvergaderingen, en schoolklassen.[13,16]

7.9 CA en andere agenda's

CA is in de loop van de tijd geassocieerd geraakt met andere wetenschappelijke en zelfs politieke agenda's en interesses. Er is nogal wat onderzoek gedaan naar interacties met mensen met een communicatieve handicap. Het CA-accent op sequentiële organisatie biedt daarbij zicht op *real life* communicatieve mogelijkheden die bij gestandaardiseerde individuele tests buiten beeld blijven.[8] Het kan ook gebeuren dat in disciplines met een andere agenda gebruikgemaakt wordt van een aan CA ontleende werkwijze en van CA-begrippen. Dit is in toenemende mate het geval met de zogeheten *discursive psychology*, die vooral in Groot-Brittannië opgang maakt met auteurs als Jonathan Potter en Derek Edwards. Nog een opvallende ontwikkeling in Groot-Brittannië is het toenemend enthousiasme voor CA van feministische onderzoeksters, zoals Celia Kitzinger, Elisabeth Stokoe en Susan Speer.[17]

7.10 CA en het medische veld

Het meeste toegepaste CA-onderzoek in het medische veld heeft betrekking op arts-patiëntinteracties.[18] Recent verscheen een bundel opstellen samengesteld door Heritage en Maynard, waarin CA-onderzoek over allerlei fasen en enkele specifieke problemen van de interactie in *primary care* is samengebracht.[19] Ik beschrijf enkele bevindingen kort om een indruk te geven waarover het in medisch CA-onderzoek gaat.

Dat er in medische consulten sprake is van min of meer duidelijk onderscheiden fasen komt in heel veel onderzoek naar voren. Het gaat om fasen als:
1 gespreksopening;
2 presentatie van de klacht c.q. bezoekreden;
3 verbaal onderzoek, eventueel lichamelijk onderzoek of test;
4 diagnose;
5 advies, behandelingsvoorstel, afspraak voor nader onderzoek of doorverwijzing;
6 afsluiting.

Een dergelijke faseverdeling is zowel tamelijk logisch als conventioneel.[19] Het is een flexibel gehanteerd handelingsschema, waarbij soms iets wordt overgeslagen, waarin wordt teruggegrepen op een eerdere fase, of wordt vooruitgelopen op een volgende. De overgangen worden vaak door de arts geïnitieerd, terwijl patiënten (of hun verzorgers) nog wel eens buiten die ordening om iets te berde brengen.

Tijdens de klachtpresentatie heeft de patiënt de meeste 'spreekruimte'. Zodra de arts vragen gaat stellen, wordt die ruimte ingeperkt. In de presentatie van de klacht doet de patiënt als het ware twee dingen tegelijkertijd: hij of zij geeft aan wat het onderwerp van het gesprek zou moeten zijn en hij of zij rechtvaardigt de aandachtsclaim van het bezoek aan de arts. Aan de precieze formuleringen die patiënten kiezen kun je vaak zien dat ze hun best doen om zowel duidelijk te maken waarop ze de aandacht van de arts willen richten, als uit te leggen hoe ze tot hun besluit voor een consult gekomen zijn.[19] Zo geven ze vaak aan dat ze de klachten even hebben aangezien, of dat ze een huismiddeltje hebben toegepast, maar dat dat geen soelaas bood.

De vragen die artsen vervolgens stellen verschillen nogal in de mate waarin ze gespreksruimte inperken of verruimen. Daarbij kan gezien worden dat patiënten beperkingsaanwijzingen die in de vragen zijn opgesloten, kunnen volgen of min of meer impliciet kunnen negeren. Dat doen ze bijvoorbeeld door eerst rechtstreeks antwoord te geven, om dat antwoord vervolgens uit te leggen of te nuanceren. Artsen kunnen daarmee ook weer op verschillende manieren omgaan, het afkappen of ruimte geven.[20]

Als er lichamelijk onderzoek wordt gedaan, is dat veelal een heel duidelijk gemarkeerde fase, waarin zich allerlei visuele details afspelen, waarvan de *raison* met de analyse van video-opnamen kan worden verduidelijkt.[9,19] Zo kijkt de patiënt veelal een beetje weg van de arts 'in de ruimte', terwijl de arts de blik geheel afwendt tijdens aan- en uitkleden en deze gedurende het feitelijke onderzoek heel nadrukkelijk richt op het te onderzoeken lichaamsdeel. Vaak wordt er, afgezien van een enkele opdracht of pijnuiting, ook weinig gesproken. Het is alsof er een splitsing plaatsvindt tussen de patiënt als subject, beschikbaar voor interactie tijdens de andere fasen, en de patiënt als object voor onderzoek waarom het nu gaat.

In de meeste consulten is er een duidelijk gemarkeerd moment waarop de arts over de resultaten begint te spreken: vaak eerst de diagnose en daarna een advies. Als de arts al tijdens het onderzoek indicaties van zijn bevindingen geeft, is dat nogal eens om de aanvaarding van een negatieve diagnose (niets aan de hand) voor te bereiden of om alvast materiaal te geven voor het latere afwijzen van een mogelijk gewenste behandeling (bijvoorbeeld een kuurtje).[12,21] De reactie van de patiënt op een diagnose blijkt af te hangen van het moment waarop en hoe de arts deze formuleert.[19] Bij een feitelijke conclusie meteen na het onderzoek is de receptie minimaal, terwijl meer tentatieve of beargumenteerde diagnosen blijken uit te nodigen tot (aarzelende) vragen of discussies.

Bij het advies of behandelingsvoorstel is acceptatie door de patiënt veel meer aan de orde dan bij de diagnose. Expliciete aanvaarding door de patiënt is een voorwaarde voor een soepele afsluiting. Als die aanvaarding niet spontaan wordt gegeven, vragen artsen er vaak om. Ook bij het advies kan de vormgeving door de arts van beslissende betekenis zijn voor de reactie van de patiënt. Dit is met name aangetoond door Stivers in onderzoek van gesprekken waarbij ouders met hun kinderen op consult kwamen vanwege een ontsteking van de hogere luchtwegen. Die ontstekingen zijn vaak van virale aard, terwijl ouders toch dikwijls een antibacteriële behandeling wensen. Artsen kunnen hun voorstel om een niet-bacteriële behandeling te kiezen op twee manieren brengen, positief (ik stel X voor), of negatief (antibiotica heeft hier geen zin). De eerste vorm wekte minder weerstand dan de tweede. Als ze beide vormen gebruiken, 'wel dit, maar niet dat', of omgekeerd, dan stemt de patiënt met de eerste volgorde gemakkelijker in dan met de tweede.[21]

Er wordt in de medische wereld heel veel onderzoek naar arts-patiëntinteractie gedaan op basis van kwantitatieve technieken. Daarbij worden opnamen van consulten gecodeerd op basis van een van tevoren vastgesteld codeschema. In conversatieanalyse wordt anders gewerkt, namelijk vanuit de gegevens, *data-driven*, en pas als zaken goed doorgeanalyseerd zijn, kan voor sommige aspecten eventueel een kwantitatieve analyse worden toegevoegd.[4]

Dat is bijvoorbeeld gedaan bij de eerder besproken onderzoeking van Stivers. Maar ook dan blijft het zicht op de details van de wederzijdse reacties cruciaal.

7.11 Ten slotte

Conversatieanalyse is dus een unieke, bloeiende en groeiende traditie in de sociale en menswetenschappen, terwijl het concept ervan pas zo'n veertig jaar geleden is ontwikkeld. Dat concept is eigenlijk heel eenvoudig.
- Kijk en luister heel precies naar wat er gebeurt in menselijke interactie.
- Beschouw dat als een steeds opnieuw ter plekke gerealiseerde organisatie, die weliswaar berust op improvisatie, maar waarbij toch steeds geput wordt uit een repertoire van sociaal-cultureel beschikbare middelen.
- Bezie hoe allerlei situaties via het aangepast gebruik van zulke middelen vorm en betekenis krijgen.

Literatuur

1. Mazeland H. Inleiding in de conversatieanalyse. Bussum: Uitgeverij Coutinho, 2003.
2. Schegloff EA. Sequence organization in interaction: A primer in conversation analysis, vol 1. Cambridge: Cambridge University Press, 2007.
3. Jefferson G. Glossary of transcript symbols with an introduction. In: Lerner GH ed. Conversation analysis: studies from the first generation. Amsterdam/Philadelphia: John Benjamins, 2004:13-31.
4. Have, P ten. Doing conversation analysis: a practical guide. Londen: Sage Publications, 1999.
5. Lerner GH. Ed. Conversation analysis: studies from the first generation. Amsterdam/Philadelphia: John Benjamins, 2004.
6. Sacks H. Lectures on conversation. 2 vols. Edited by Gail Jefferson with introductions by Emanuel A. Schegloff. Oxford: Basil Blackwell, 1992.
7. Goodwin C. Conversational organization: interaction between speakers and hearers. New York: Academic Press, 1981.
8. Goodwin C ed. Conversation and brain damage. Oxford: Oxford University Press, 2004.
9. Heath C. Body movement and speech in medical interaction. Cambridge: Cambridge University Press, 1986.
10. Heath C. Analysing face to face interaction: video, the visual and material. In: Silverman D, ed. Qualitative research: theory, method and practice. 2nd edition. Londen: Sage, 2004.
11. Heath C, Luff P. Technology in action. Cambridge: Cambridge University Press, 2000.
12. Heritage J. Conversation analysis and institutional talk: analysing data. In: Silverman D ed. Qualitative research: theory, method and practice. 2nd edition. Londen: Sage, 2004.
13. Drew P, Heritage J, eds. Talk at work: interaction in institutional settings. Cambridge: Cambridge University Press, 1992.
14. Clayman S, Heritage J. The news interview: journalists and public figures on the air. Cambridge: Cambridge University Press, 2002.

15 Frankel R. Talking in interviews: a dispreference for patient-initiated questions in physician-patient encounters. In: Psathas G, ed. Interactional competence. Washington: University Press of America, 1990.
16 Boden D, Zimmerman DH, eds. Talk and social structure: studies in ethnomethodology and conversation analysis. Cambridge: Polity Press, 1991.
17 Speer SA. Gender talk: feminism, discourse and conversation analysis. Londen & New York: Routledge, 2005.
18 Have, P ten. Sequenties en formuleringen; aspecten van de interactionele organisatie van huisartsspreekuurgesprekken. Dordrecht: Foris, 1987.
19 Heritage J, Maynard DW, eds. Communication in medical care: Interaction between primary care physicians and patients. Cambridge: Cambridge University Press, 2006.
20 Have P ten. On the interactive constitution of medical encounters. Revue Française de Linguistique Appliquée 2006;11(2):85-98.
21 Stivers T. Non-antibiotic treatment recommendations: delivery formats and implications for parent resistance. Social Science & Medicine 2005;60:949-64.

8 Analyse van kwalitatief onderzoeksmateriaal*

Fred Wester

8.1 Inleiding

Na het inleidend artikel over de methodologie van kwalitatief onderzoek van Philipsen en Vernooy[1] en het artikel van Hak over de waarnemingsmethoden bij dit type onderzoek[2] (hoofdstuk 1 en 2 van dit boek) is dit het derde artikel in de serie die in 2004 in Huisarts en Wetenschap is verschenen. Dit keer staat de kwalitatieve analyse centraal. Eerst geef ik een globale theoretische schets van het verloop van een kwalitatieve analyse. Daarna reik ik een aantal praktische handvatten aan om het analyseproces in een verslag van een kwalitatief onderzoek op waarde te kunnen schatten.

Vaak wordt analyseren als een min of meer opzichzelfstaande fase in het onderzoek beschouwd: het onderzoeksmateriaal is verzameld en wordt vervolgens geanalyseerd. Dit is – overigens niet alleen voor kwalitatief onderzoek – een beperkte weergave van wat analyseren inhoudt. Dat wordt duidelijk als men stilstaat bij de betekenis van het woord 'analyse'. Volgens *Van Dale* gaat het daarbij om 'ontbinding', 'het uiteenleggen in bestanddelen'.[3] Zo opgevat wordt tijdens het analyseren het onderzoeksmateriaal uiteengelegd naar de belangrijkste bestanddelen. Men kan hierbij denken aan de verschillende onderwerpen en indelingen die met de vraagstellingen samenhangen.

Dit wijst op de belangrijke rol die het analytisch kader (met zowel theoretische als empirische termen) bij het analyseren heeft. Uit het theoretisch kader kan ook worden afgeleid welke begrippen, variabelen of classificaties met elkaar samenhangen en hoe die samenhang uitvalt. Naast analyse in de zin van *uiteenrafeling* is dus synthese in de zin van 'samenstelling van een overzichtsbeeld' of *patronen zoeken* met behulp van een dergelijk kader mogelijk!

Welnu, in kwalitatief onderzoek is de analyse gericht op de uitwerking van het analytische kader van de onderzoeker. In die zin wordt kwalitatief

---

* Eerder verschenen in Huisarts & Wetenschap 2004;47(12):565-70.

onderzoek ook wel als *formulerend* onderzoek aangeduid: aan het eind van het onderzoek kan de onderzoeker het onderzoeksprobleem in meer passende termen beschrijven. Dit moet breed worden opgevat: het gaat zowel om het scherper formuleren van de onderzoeksvragen, het toespitsen van het waarnemingsinstrument als het benoemen van ordeningscategorieën en patronen om gegevens te bewerken en te ordenen. Probleemstelling, waarneming en analyse moeten in overeenstemming met elkaar worden uitgewerkt. De kwalitatieve analyse wordt dan ook niet alleen gekenmerkt door een serie technieken of hulpmiddelen om bepaalde gegevens te bewerken (analyse in engere zin), het gaat ook om de reflectie op en de formulering van onderzoeksvragen, waarnemingsprocedures en ordeningscategorieën (analyse in bredere zin) en dus om hulpmiddelen om dat reflectieproces te sturen.

8.2 Een schets van de kwalitatieve analyse

In de voorgaande bijdragen is duidelijk geworden dat kwalitatief onderzoek wordt gekenmerkt door zijn open karakter.[1,2] De onderzoeker start met een deels open analytisch kader, dat in de loop van het onderzoek verder moet worden uitgewerkt. Het onderzoek is een leerproces waarbij de onderzoeker zijn voorlopige ideeën op het onderzoeksveld moet afstemmen, waarnemingsprocedures moet uitproberen en vraagstellingen toespitsen. Perioden van waarneming en analyse wisselen elkaar af, gestuurd door voortdurende reflectie op de resultaten daarvan.[4]

Of het nu gaat om procedures als de gefundeerde-theoriebenadering, een beschrijvende samenvatting van interviewmateriaal, een etnografische analyse van observatiemateriaal of een narratieve analyse van tv-drama, bij al deze werkwijzen komt een aantal vergelijkbare analysekenmerken en analysehandelingen terug die met het open karakter van kwalitatief onderzoek samenhangen.[4-8]

8.3 Gefaseerde werkwijze

Een van de belangrijkste kenmerken van de kwalitatieve analyse is dat het hier gaat om een complex proces waarin achtereenvolgens een aantal tussenstappen wordt gezet die deels op elkaar voortbouwen. Daarna kan de eindanalyse plaatsvinden om de definitieve probleemstelling te beantwoorden. Het gaat hier dus om *gefaseerde werkwijzen* waarin deelanalyses plaatsvinden om tussendoelen te bereiken. De meeste stapsgewijze analyseprocedures kennen een eerste fase van exploratie en afstemming op het onderzoeksveld. Daarnaast zijn er fasen waarin specifieke producten worden uitgewerkt (bijvoorbeeld variabelen). In de laatste fase vindt de eindanalyse vanuit een definitieve vraagstelling op al het onderzoeksmateriaal plaats.

Voor de meest bekende werkwijze, de gefundeerde-theoriebenadering (zie kader), die zo veel mogelijk van de empirisch verkregen gegevens uitgaat, hebben wij een stapsgewijze procedure uitgewerkt voor theorieontwikkeling in vier fasen.[9,10] Elke fase is een deelonderzoekje waarin steeds nieuw materiaal wordt verzameld, de analyse op bepaalde vragen wordt gericht en gereflecteerd wordt wat de uitkomsten betekenen voor vraagstelling en begrippenkader. Zo kan de onderzoeker de opgedane inzichten steeds weer toetsen aan nieuw materiaal en een theorie opbouwen die dicht bij het onderzoeksmateriaal blijft.

Gefundeerde-theoriebenadering

Het doel bij de gefundeerde-theoriebenadering is stap voor stap een theorie te ontwikkelen die past bij de verschijnselen in het veld. Vanuit een globaal idee wordt op basis van het systematisch verzamelen en analyseren van waarnemingsgegevens dit idee uitgewerkt tot antwoorden op beredeneerde onderzoeksvragen.

Freeman en Sweeney (zie kader) deden een onderzoek naar de redenen en omstandigheden waarin huisartsen geen gebruikmaken van de evidence die zij wel kennen. Ook in het artikel van Hak (hoofdstuk 2) en het artikel van Van Zwieten en Willems (hoofdstuk 10) kwam en komt dit onderzoek aan de orde. Een gefaseerde opbouw van de analyse is in dit onderzoek niet te herkennen. Hoewel zij zich voor hun explorerende analyses hebben laten leiden door procedures (zoals coderen) ontleend aan de gefundeerde-theoriebenadering, stellen zij expliciet dat het niet hun doel was om theorie te ontwikkelen, maar algemene thema's te ontlenen aan de groepsgesprekken.[11] Het is typisch een product van een explorerende analyse, herkenbaar maar met deels vage omschrijvingen en overlap tussen de onderscheiden thema's. In volgende fasen zou men gericht vanuit deze thema's de gespreksonderwerpen kunnen toespitsen en de analyse kunnen richten op verschilpunten en achterliggende mechanismen. Dit zou beter kunnen verklaren waarom huisartsen zo te werk gaan.

De rode draad: Het onderzoek van Freeman en Sweeney[11]

Als rode draad in de serie over kwalitatief onderzoek gebruiken we een publicatie in het *BMJ*.

Freeman en Sweeney deden een kwalitatief onderzoek om een antwoord te krijgen op de vraag waarom huisartsen zich niet aan evidence-based richtlijnen houden. Ze hielden drie focusgroepen van in totaal negentien huisartsen (dertien mannen, zes vrouwen) in het zuidwesten van Engeland. De drie groepen bestonden uit een mix van stads- en plattelandshuisartsen, afkomstig uit verschillende, geografisch van elkaar gescheiden gebieden. Tijdens de groepsbijeenkomsten presenteerde een van de huisartsen een casus waarin hij de richtlijn niet had gevolgd, hoewel hij deze wel kende. De groep discussieerde vervolgens over de redenen waarom de richtlijn niet was gevolgd. Daarbij werd veel aandacht besteed aan de arts-patiëntrelatie en de gevoelens die het consult opriep bij de huisarts. Alle groepsbijeenkomsten werden opgenomen en voor de analyse uitgetypt. De auteurs deden drie analyses gezamenlijk, de rest individueel. Ze bespraken samen de resultaten van de analyses om gemeenschappelijke thema's vast te stellen.

Uit het onderzoek bleek dat huisartsen positief stonden tegenover evidence-based richtlijnen en die ook vaak implementeerden. Barrières die implementatie verhinderden, waren onder andere de persoonlijke ervaringen van de huisarts, de arts-patiëntrelatie, het verschil tussen eerste en tweede lijn en logistieke problemen. Het implementeren van evidence is niet het resultaat van een eenvoudig lineair proces, maar van een gezamenlijke beslissing van huisarts en patiënt. En daarbij is soms de conclusie dat de regels maar liever niet toegepast moeten worden.

8.4 Tekst als materiaal

Een tweede kenmerk van de genoemde procedures voor kwalitatieve analyse is dat de analyse wordt toegepast op, meestal omvangrijk, tekstmateriaal. Of het nu gaat om (media)documenten, observatiemateriaal of interviews, de onderzoeker mist veelal een uitgewerkt kader om dit materiaal meteen te ordenen, zoals dat in een vragenlijst met antwoordcategorieën gebeurt. De onderzoeker zal dus op een of andere manier de ruwe antwoorden of observaties moeten noteren. Bovendien wil men in kwalitatief onderzoek het perspectief van de onderzochten vastleggen. Dat betekent dat men het belangrijk vindt in het onderzoeksmateriaal de handelingen, opvattingen en denkbeelden van de onderzoeksgroep zo veel mogelijk *in hun eigen woorden* vast te leggen. Voor interviews betekent dit meestal dat de vraaggesprekken op band worden opgenomen.

Omdat de waarneming in vooral de beginfase van een kwalitatief onderzoek onzeker is, past de onderzoeker daarnaast *controleprocedures* toe (replicatie: herhaling van waarneming; triangulatie: iets vaststellen met behulp van verschillende methoden – Van Zwieten en Willems gaan in hoofdstuk 10 hierop nader in), waardoor het materiaal nog eens omvangrijker wordt. Maar ruw materiaal in de zin van audio- of videobanden kan moeilijk worden geanalyseerd, er moet dus een of andere vorm van *transcriptie* plaatsvinden om de analyse ervan te vergemakkelijken.

Dit betekent dat de kwalitatieve analyse plaatsvindt op de *uitgeschreven versies* van observaties, gespreksfragmenten, interviews of documenten. Ook in het onderzoek van Freeman en Sweeney werden de groepsgesprekken op band opgenomen en daarna uitgeschreven, waarbij de beide onderzoekers, die niet zelf de gesprekken hadden gevoerd, ieder voor zich de transcripten analyseerden.[11]

Wat de onderzoeker wel of niet in het transcript opneemt (zoals aarzelingen, stemhoogte, een veelbetekenende blik) hangt af van zijn aandachtspunten. Voor het meeste interviewonderzoek volstaat men met het weergeven van de woordelijke tekst, hier en daar aangevuld met toelichtend commentaar. Een weergave van een gesprek van arts en patiënt vraagt veelal om interactionele en contextuele toelichting bij sommige gespreksfragmenten. Vaak blijkt de noodzaak daarvan pas tijdens een eerste analyse van het materiaal.

Zelfs een kleinschalig onderzoekje met vijftien vraaggesprekken van een uur levert zo al een stapel papier op van honderden bladzijden. Het open karakter van het onderzoek maakt het bovendien belangrijk om soepel met de transcripties te kunnen omgaan, omdat altijd aanvullingen noodzakelijk kunnen blijken. Het gebruik van computerprogramma's waarmee men eenvoudig met het tekstmateriaal kan omgaan is voor de analyse dan ook steeds belangrijker geworden.

8.5 De interpreterende analyse: open coderen

De kern van de kwalitatieve analyse is het lezen van de zo geproduceerde teksten in de drievoudige betekenis van waarnemen, namelijk van tekens zoals woorden en zinnen, selecteren en interpreteren. De lezing is selectief, omdat de lezing gericht is op de beantwoording van bepaalde vraagstellingen. In het onderzoek van Freeman en Sweeney gaat het om de vraag waarom de huisartsen geen gebruikmaken van de evidence die zij wel kennen. Men zou het gespreksmateriaal ook kunnen analyseren vanuit andere vraagstellingen (bijvoorbeeld over de huisarts-patiëntrelatie). De lezing is interpreterend, omdat de onderzoeker aan de hand van de tekst antwoorden op die vragen formuleert in termen van het analytisch kader (begrippen, interviewonderwerpen, variabelen) dat in het onderzoek wordt gehanteerd.

Het zal duidelijk zijn dat in het begin van het onderzoek, als vraagstelling en analytisch kader nog minder precies zijn uitgewerkt, dit proces een ander karakter heeft dan in de latere fasen wanneer vraagstelling en analytisch kader vaststaan. In navolging van Strauss kan men dan ook een onderscheid maken in *open coderen* in de verkennende fase, *gericht coderen* in de fase voor het uitwerken van dimensies en variabelen (zie par. 8.6) en *selectief coderen* in de eindfase (zie par. 8.7) bij het beantwoorden van de vraagstelling.[5] Bij alle drie de vormen van coderen legt de onderzoeker een koppeling tussen segmenten uit het materiaal en de vraagstellingen die centraal staan.

Het proces van *open coderen* in de verkennende fase is vooral open, tentatief en herhalend, waarbij de onderzoeker zo veel mogelijk relevante trefwoorden in de kantlijn bij de tekstsegmenten plaatst. Elk segment wordt gelezen vanuit elke afzonderlijke onderzoeksvraag. De trefwoorden in de kantlijn geven aan dat een bepaald onderwerp voorkomt en wat daarover wordt gezegd. Voor een deel zijn die trefwoorden gebaseerd op de theorie en de veldkennis die de onderzoeker vooraf ontleend heeft aan eigen ervaring of de literatuur, maar het kan ook om nieuwe trefwoorden gaan. Daarnaast leest de onderzoeker elk segment vanuit het perspectief van de respondent: wat brengt deze, naast de onderwerpen van de onderzoeker, naar voren. En zoals hiervoor aangegeven, wordt dit proces meermalen herhaald, omdat latere segmenten of die van andere respondenten iets duidelijk kunnen maken wat eerder nog niet was onderkend.

Dit proces van open coderen levert een groot aantal trefwoorden op, zodat de onderzoeker behoefte krijgt aan hulpmiddelen om de koppeling van trefwoorden en materiaalsegmenten soepel te beheren, overzicht te houden over de gebruikte trefwoorden, segmenten met hetzelfde trefwoord met elkaar te kunnen vergelijken en de trefwoorden te ordenen en groeperen rond een centraal onderwerp. Het gebruik van de computer als hulpmiddel is dan ook algauw noodzakelijk om het een en ander goed te beheren.

Het lezen van het onderzoeksmateriaal is aldus een creatief proces, dat wordt gestuurd door voortdurende reflectie op analysevragen, waarnemingsmateriaal (de vraaggesprekken) en ordeningscategorieën. Daarbij komt de onderzoeker tot vele ideetjes, inzichten en beslissingen, bijvoorbeeld over de verandering van trefwoorden, de herformulering van onderzoeksvragen, de aanpassing van de topiclijst of het doorvragen in vervolginterviews bij bepaalde onderwerpen. Die ideeën en beslissingen, en de achtergronden daarvan, kunnen eenvoudig verloren gaan als ze niet in *memo's* worden vastgelegd. Het gaat hierbij niet alleen om de ondersteuning van het geheugen van de onderzoeker. Voor een belangrijk deel is het schrijven van memo's ook het *expliciteren* en *formuleren* van de ideeën, inzichten en beslissingen die tijdens het reflecteren zijn opgekomen en die vervolgens in de analyse moeten worden toegepast. Bovendien maakt de onderzoeker ook gebruik van literatuur over het relevante onderzoeksveld, die hij met het eigen werk moet verbinden. Het uitschrijven en vastleggen van deze inzichten in memo's is een belangrijk hulpmiddel om de analyse cumulatief te laten zijn en tot herformuleringen van vraagstellingen en analysekader te komen.

Freeman en Sweeney hebben het proces van open coderen niet expliciet beschreven.[11] Wel geven zij zicht op het reflectieproces: zij hebben de groepsgesprekken onafhankelijk van elkaar gecodeerd en hebben de uitkomsten vergeleken om gemeenschappelijke thema's te formuleren. Het lijkt erop dat zij niet de systematiek hebben gehanteerd die hiervoor wordt voorgesteld om aan de hand van de codes stapsgewijs precieze analytische categorieën uit te werken. Zij zijn meer uitgegaan van hun professionele achtergrond om 'redenen' te kunnen onderscheiden waarom huisartsen zo handelen. De zes thema's die zij onderscheiden, zijn redenen, soms in de zin van achtergronden, motieven of condities, die een rol spelen.

8.6 Gericht coderen en vergelijkende analyse

Als de exploratiefase is afgerond en de onderzoeker zicht heeft op de centrale onderwerpen die van belang zijn – bij Freeman en Sweeney zijn dat de zes onderscheiden thema's – zal hij het analytische kader rond deze onderwerpen verder kunnen uitwerken.[11] Daartoe selecteert hij nieuw materiaal, bijvoorbeeld vijf interviews die zijn uitgevoerd met een aangepaste lijst van gesprekstopics gericht op deze centrale onderwerpen. Dit nieuwe materiaal wordt vanuit de geformuleerde vraagstellingen gelezen, waarbij nu zo veel mogelijk gebruik wordt gemaakt van de trefwoorden die de onderzoeker al heeft geordend. Bij dit *gericht coderen* wordt de toepasbaarheid van trefwoorden getoetst, wat veelal tot aanscherping en herformulering leidt. Alleen als bestaande trefwoorden niet passen, worden nieuwe trefwoorden geformuleerd. Zo ontstaat een relatief groot bestand van gecodeerd materiaal, waarbij de centrale onderwerpen van het onderzoek op verschillende manieren op diverse plaatsen in het onderzoeksmateriaal voorkomen.

Door een *vergelijkende analyse* van segmenten waarin een dergelijk centraal onderwerp aan de orde komt, kunnen de trefwoorden rond dat onderwerp worden geabstraheerd in overeenkomsten, verschillen en variaties op achterliggende *dimensies*. Met deze dimensies kan al het materiaal vervolgens worden beschreven.

Freeman en Sweeney waren niet gericht op het analytisch uitwerken van de door hen onderscheiden thema's, omdat zij (en de tijdschriftredactie) de resultaten van hun exploratieve analyse al interessant genoeg vonden. Verdere analyse had ongetwijfeld tot scherpere onderscheidingen geleid in motieven, dan wel achtergronden of condities die een rol spelen.

8.7 Profielkaarten, overzichten en tabellen

Zodra de analyse eenmaal zicht heeft gegeven op belangrijke abstracte ordeningscategorieën als dimensies, krijgt de onderzoeker behoefte aan overzichten hoe die categorieën in nieuw materiaal voorkomen en vooral hoe zij aan de onderzoekseenheden (gesprekken, respondenten, organisaties) zijn gerelateerd. De onderzoeker wil dus bestanden creëren waarin het materiaal per eenheid is geordend naar de belangrijkste aandachtspunten, om zo een *profiel* te kunnen maken van alle eenheden met behulp van de dimensies van elk onderwerp. Dergelijke profielkaarten vormen het basismateriaal voor de vergelijkende analyse op een ander niveau, bijvoorbeeld een vergelijking van respondenten. In het onderzoek van Freeman en Sweeney kan men denken aan een beschrijving van wat elke huisarts heeft gezegd in termen van elk van de genoemde redenen om geen gebruik te maken van de beschikbare evidence. De overeenkomsten en verschillen van de respondenten met betrekking tot de centrale onderwerpen kunnen in *variabelen* worden uitgedrukt, soms gebeurt dat in de vorm van *typen* die worden onderscheiden (bijvoorbeeld de *patiëntgeoriënteerde* versus de *receptgeoriënteerde* huisarts) op grond van meerdere variabelen tegelijk.

Wanneer voor alle centrale onderwerpen dergelijke variabelen zijn uitgewerkt, kan al het onderzoeksmateriaal vanuit het nu vaststaande analytisch kader worden gecodeerd (selectief coderen). Daarmee kunnen overzichten en tabellen worden gemaakt, waarin ook naar samenhang tussen variabelen kan worden gezocht.

8.8 Rapportage

Ten slotte zal de onderzoeker verslag doen van het onderzoek in de vorm van een onderzoeksrapport of een artikel. Het schrijven van een dergelijk onderzoeksverslag is op zichzelf weer een vorm van analyse, waarbij vraagstelling, methoden, resultaten en conclusies in overeenstemming met elkaar en met de theoretische en veldspecifieke literatuur moeten worden geformuleerd. Bij de beschrijving van de bevindingen en hun betekenis wordt veelal gebruikgemaakt van citaten uit het onderzoeksmateriaal die deze bevindingen kunnen illustreren. In de rapportage wil de onderzoeker de beschikking hebben over *voorbeeldsegmenten* die relatief zelfstandig zijn te lezen en goed aansluiten bij het ontwikkelde analysekader. Dit soort centrale voorbeeldsegmenten zijn veelal in reflectiememo's al eerder besproken en vaak al van extra trefwoorden voorzien, zodat de selectie achteraf eenvoudig kan plaatsvinden.

8.9 De rol van de computer

In het voorafgaande mag al duidelijk zijn geworden dat de kwalitatieve analyse een groot aantal administratieve handelingen meebrengt.

Voor al dit soort werkzaamheden zijn specifieke computerprogramma's ontwikkeld (zoals Atlas-ti, Kwalitan, Nvivo, The Ethnograph, Winmax), die in verschillende mate mogelijkheden bieden om dit soort activiteiten te ondersteunen.[10] De computer analyseert niet, maar ondersteunt de analyserende onderzoeker, soms met opties (woordenoverzicht, zoeken naar thema's, automatisch coderen, systematisch trefwoorden wijzigen, woorden in context weergeven) die het monnikenwerk sterk verlichten. Bovendien zorgt de computer voor systematiek in de analyse, bijvoorbeeld door alle segmenten met een specifiek trefwoord te selecteren in plaats van enkele voorbeelden die de onderzoeker zich herinnert.

8.10 Aandachtspunten bij het lezen van een analyse

Niet elk kwalitatief onderzoek start met een globale vraagstelling en/of een beperkt analytisch kader en is gericht op de ontwikkeling van gefundeerde theorie (meer hierover in het vierde artikel in deze serie (hoofdstuk 10) van Van Zwieten en Willems). Soms gaat het slechts om de illustratie van verschillende perspectieven die worden gehanteerd of de beschrijving van een procesverloop bij twee casussen. Bovendien zal niet iedere onderzoeker de reconstructie van het actorperspectief of de leefwereld van de onderzochten even belangrijk vinden. De meest eenvoudige vorm van kwalitatieve analyse is een analyse van de antwoorden op een open vraag in een vragenlijst, waarbij men passende antwoordcategorieën wil ontwikkelen. In ander onderzoek streeft men een samenvatting na van wat de respondenten denken over enkele centrale thema's, zoals in het geval van Freeman en Sweeney. In dit soort kwalitatief onderzoek gaat het meer om empirische verkenning dan om uitwerking van een theorie zoals hiervoor is beschreven. Om bij lezing van een artikel over kwalitatief onderzoek de analyse goed te kunnen volgen is *duidelijkheid over de doelstelling* van het onderzoek dan ook uiterst relevant.

Een tweede aandachtspunt is *het globale verloop van de analyse en vooral de systematiek daarvan*. Een van de belangrijkste aspecten hierbij is de gefaseerde opzet van het onderzoek en vooral de afwisseling van waarneming en analyse die daarmee samenhangt. Het is in kwalitatief onderzoek niet verstandig om eerst al het materiaal te verzamelen en dan met de analyse te beginnen. In de explorerende fase van het onderzoek weet de onderzoeker nog niet precies wat hij wil weten, en dus zal dit materiaal onvolledig zijn gelet op het uiteindelijke analysekader. Dat betekent dus dat onvolledige interviews moeten worden aangevuld, dan wel van de uiteindelijke analyse moeten worden uitgesloten.

Bovendien willen we de kwaliteit van de categorieën die we geformuleerd hebben, toetsen aan ander materiaal dan het materiaal waaraan zij zijn ontleend. Dit zal meestal betekenen dat we nieuw materiaal moeten verzamelen, waarbij wij gerichter moeten observeren of interviewen om te ontdekken of die categorieën al of niet aanwezig zijn.

Een tweede aspect van de systematiek van de analyse is de mate waarin de analyse is gebaseerd op *al het relevante materiaal*. Bijvoorbeeld of categorieën relevant moeten zijn op het niveau van de respondent of de onderzoekscase en niet alleen relevant in enkele fragmenten uit het materiaal van een respondent of onderzoekscase. Bovendien moet duidelijk zijn of categorieën gebaseerd zijn op overeenkomsten en verschillen tussen *alle* respondenten of onderzoeksgevallen, of dat de onderzoeker zich heeft gebaseerd op enkele interessante gevallen. Het is juist op deze punten dat het verslag van de analyse van Freeman en Sweeney tekortschiet.

Een derde aandachtspunt is het onderscheid tussen de *analytische termen* die de onderzoeker als uitgangspunt heeft genomen en waarmee de probleemstelling en de onderzoeksopzet zijn uitgewerkt en de termen die als product van de analyse moeten worden gezien. De eerste termen worden vooral *gebruikt als interpretatiekader*, waarvan moet worden omschreven wat eronder moet worden verstaan. Maar van de tweede soort termen willen weten hoe ze tot stand zijn gekomen. Hier willen we inzicht krijgen in de analyse wat betreft de formulering van analytische categorieën die aan de hand van het onderzoeksmateriaal zijn ontwikkeld. Die formulering moet allereerst onderbouwd worden met empirisch materiaal, daarnaast is van belang hoe de categorie zich verhoudt tot de bestaande veldspecifieke of theoretische onderzoeksliteratuur. Beide zijn van belang om te overwegen waarom de categorie in *deze* bewoordingen is geformuleerd. Ik wijs op de hoofdthema's van Freeman en Sweeney (de persoonlijke ervaringen van de huisarts, de artspatiëntrelatie, het verschil tussen eerste en tweede lijn en logistieke problemen), waarvan onduidelijk is of het nu redenen, condities of motieven zijn (zie hiervoor par. 8.5 bij open coderen).

De empirische onderbouwing gebeurt meestal met illustraties uit onderzoeksmateriaal, bijvoorbeeld citaten uit de interviews. Daarbij moet in het bijzonder aandacht worden geschonken aan de verschillende manieren waarop de categorie voorkomt. Freeman en Sweeney hebben dit zeer uitgebreid gedaan: elk hoofdthema lichten zij met meerdere citaten toe. We moeten hierbij bedenken dat onderzoekers in artikelen niet altijd de ruimte hebben om aandacht te schenken aan de empirische illustratie van alle ontwikkelde categorieën. Bovendien bestaat het gevaar dat men de citaten uit het materiaal vanuit een ander gezichtspunt leest dan de onderzoeker met zijn categorie bedoelt. De presentatie van citaten moet dan ook goed worden ingeleid en de interpretatie ervan worden toegelicht, want bij het lezen van teksten is niets vanzelfsprekend. Dat de lezer ook nog iets anders uit het citaat weet te halen, hoeft dus niet te betekenen dat de onderzoeker fout zit!

Een vierde aandachtspunt is de *onderbouwing van gevonden patronen in het materiaal*. Zo leidt kwalitatief onderzoek nogal eens tot de formulering van een typologie gebaseerd op de verschillen en overeenkomsten op meerdere dimensies. Men zou de indeling van Freeman en Sweeney als een aanzet tot een dergelijke typologie kunnen zien. Nu lukt het altijd wel om een indeling te maken, maar de vraag is of de indeling *relevant* is. De relevantie van een bepaalde indeling kan blijken uit de samenhang met iets anders, bijvoorbeeld verschillen tussen respondenten in voorkeuren of gedragingen.

Dit kan blijken door de typologie en de gedragingen in een overzicht of tabel met elkaar in verband te brengen. In kwalitatief onderzoek kan men een verdeling wel getalsmatig weergeven, maar een statistische onderbouwing is door kleine aantallen en/of niet-aselecte steekproeftrekking meestal niet mogelijk. Wel kan men nagaan of alle eenheden volgens het patroon kunnen worden geordend, en of er condities zijn waarom sommige eenheden afwijken van het patroon. Ook kan men nagaan of een ordening volgens aan de literatuur ontleende alternatieve hypothesen al of niet past, dan wel of het patroon aansluit bij de theorie of de veldspecifieke literatuur.

8.11 Conclusie

Via een cyclisch proces van lezing, vergelijking en reflectie werkt de onderzoeker tentatief geformuleerde onderzoekstermen uit tot begrippen of variabelen die goed aansluiten bij het onderzoeksmateriaal waarin de perspectieven van de onderzochten naar voren komen. Hoewel het hier gaat om een deels onvoorspelbaar creatief proces, kunnen stapsgewijze procedures voor sturing zorgen. Daarmee is succes weliswaar niet verzekerd, maar de navolgbaarheid en de overdraagbaarheid van het onderzoeksverslag kunnen zo wel worden bevorderd.

Literatuur

1 Philipsen H, Vernooij-Dassen M. Kwalitatief onderzoek: nuttig, onmisbaar en uitdagend. Huisart Wet 2004;47:454-7.
2 Hak T. Waarnemingsmethoden in kwalitatief onderzoek. Huisarts Wet 2004;47:502-8.
3 Geerts G, Heestermans H. Van Dale Groot Woordenboek der Nederlandse Taal. Utrecht: Van Dale Lexicografie, 1984:177.
4 Wester F. Strategieën voor kwalitatief onderzoek. Muiderberg: Coutinho, 1987.
5 Strauss A, Corbin J. Basics of qualitative research. Londen: Sage, 1990.
6 Mayring P. Qualitative Inhaltsanalyse. Grundlagen und Techniken. Weinheim: DSV, 1987.
7 Spradley JP. Participant observation. New York: Holt, Rinehart & Winston, 1980.
8 Wester F, Verbrugge N. Op zoek naar boodschappen in sitcoms. Sociologische Gids 2000;43:243-67.
9 Glaser BG, Strauss AL. The discovery of grounded theory: strategies for qualitative research. Chicago: Aldine, 1967.
10 Wester F, Peters V. Kwalitatieve analyse: uitgangspunten en procedures. Bussum: Coutinho, 2004.
11 Freeman AC, Sweeney K. Why general practitioners do not implement evidence: qualitative study. BMJ 2001;323:1100-2 (zie www.bmj.com voor het volledige artikel).

9 Computerondersteuning in de kwalitatieve analyse

Vincent Peters

9.1 Introductie

Laten we dit hoofdstuk beginnen met twee stellingen waarmee we de rol die de computer kan spelen bij de uitvoering van een kwalitatieve analyse kunnen karakteriseren.

De eerste stelling luidt:
- *Net zoals het ondenkbaar is dat men een multivariate analyse in een kwantitatieve studie uitvoert zonder ondersteuning van gespecialiseerde statistische software, zo is het ook ondenkbaar dat men een kwalitatieve analyse uitvoert zonder de ondersteuning van gespecialiseerde computersoftware.*

Achter deze stelling ligt de opvatting dat de onderzoeker in een kwalitatieve analyse probeert om op basis van empirisch materiaal (bijvoorbeeld interviews) te komen tot een conceptueel model; of om een conceptueel model verder uit te werken op basis van empirisch materiaal. Zoals uit de andere hoofdstukken van dit boek is gebleken, is een dergelijke vorm van analyse uitermate complex: de onderzoeker is bezig met het ordenen van het empirisch materiaal, en al doende probeert hij/zij hetgeen op empirisch niveau wordt aangetroffen te vertalen naar een conceptueel, of zo u wilt, een theoretisch niveau. Bovendien wil de onderzoeker de ideeën die op conceptueel niveau gestalte krijgen voortdurend toetsen aan het empirisch materiaal.

Een dergelijke werkwijze vraagt om hulpmiddelen die het ordenen van het empirisch materiaal en het schakelen tussen empirisch en conceptueel niveau mogelijk maken, en die de gedachteontwikkeling van de onderzoeker structureren. Gezien het ongestructureerde karakter van het ruwe materiaal en gelet op de omvang van dat materiaal, is een computer een onmisbaar hulpmiddel bij een analyse zoals hiervoor beschreven.

De tweede stelling, die meteen een relativering van de eerste inhoudt, luidt:
- *De specialistische software voor de kwalitatieve analyse analyseert zelf helemaal niets.*

Het analyseren is iets wat plaatsvindt in het hoofd van de onderzoeker. Daar worden interpretaties en abstracties gemaakt, patronen herkend, verbanden gezien, et cetera. De (huidige) software voor de ondersteuning van kwalitatieve analyse is niet in staat om op basis van de inhoud van het materiaal tot interpretaties te komen of abstracties; daarvoor is nog altijd de onderzoeker nodig. Maar de computer kan dit werk van de onderzoeker wel enorm vergemakkelijken, doordat er structuur in het materiaal wordt aangebracht of doordat er heel snel gezocht kan worden in het materiaal. In feite kunnen we stellen dat de computersoftware ervoor zorgt dat de onderzoeker gemakkelijker en beter toegang krijgt tot het empirisch materiaal, zodat hij/zij zich meer kan concentreren op de analyse op conceptueel niveau.

In dit hoofdstuk bespreken we op welke gebieden computersoftware ondersteuning kan bieden bij een kwalitatieve analyse. Daarna zullen we dit wat concreter maken door te laten zien hoe het computerprogramma Kwalitan ondersteuning kan bieden bij verschillende aspecten van de analyse.

9.2 Functies van computerprogramma's

Er zijn in de loop van de afgelopen twee decennia verschillende computerprogramma's verschenen die tot doel hebben de kwalitatieve analyse te ondersteunen. Enkele van deze programma's zijn: Nudist, nVivo, Atlas-ti, MaxQDA en Kwalitan. Op de website van het samenwerkingsverband CAQDAS is informatie te vinden over deze en nog veel meer andere computerprogramma's.

Hoewel deze programma's een verschillende herkomst hebben, binnen andere tradities passen, andere kenmerken hebben en deels verschillende mogelijkheden bieden, zijn ze toch terug te brengen tot acht functies, die we hierna bespreken.

Transcriptie en opslag van de gegevens

Een van de eerste problemen waar onderzoekers tegenaan lopen, en waarvoor ze naar de computer kijken is het invoeren van het onderzoeksmateriaal. Wanneer een interview is opgenomen op een audiocassette, dan is de eerste stap doorgaans de transcriptie van het materiaal in een vorm die gemakkelijk toegankelijk is voor de analyse. De meest voorkomende werkwijze voor deze stap is het afluisteren van de cassette en de tekst invoeren in een tekstverwerker. Veel onderzoekers ervaren deze activiteiten als vervelend en tijdrovend. Juist vanwege het tijdrovende en schijnbaar geestdodende karakter van het intypen van de protocollen,* kijken veel onderzoekers met belangstelling naar ontwikkelingen op het gebied van 'speech recognition': systemen die in staat zijn om ingesproken teksten om te zetten in geschreven taal. Hoewel op dit gebied spectaculaire vorderingen worden gemaakt, zijn dergelijke ondersteunende toepassingen nog niet in die mate operationeel dat ze kunnen worden ingezet voor het omzetten van willekeurige gesprekken in een natuurlijke setting. Wel zijn er apparaten en ondersteunende software die het afluisteren van de opnamen en het intypen van de tekst aanmerkelijk vergemakkelijken.

Wanneer het onderzoeksmateriaal bestaat uit bestaande documenten, dan kan voor de transcriptie van het materiaal gebruikgemaakt worden van scanners en de daarbij behorende software.

Verkenning van het materiaal

In het begin van een onderzoek heeft een onderzoeker vaak behoefte aan een globale verkenning van het materiaal, om vertrouwd te raken met de inhoud en de manier waarop over het onderwerp wordt gesproken. Deze verkenning kan worden uitgevoerd door het materiaal eens globaal door te lezen om zodoende een eerste beeld te krijgen. De globale lezing kan worden aangevuld door meer gericht op zoek te gaan naar bijvoorbeeld de verschillende termen die respondenten gebruiken om het onderwerp van onderzoek aan te duiden. Dit helpt de onderzoeker om zicht te krijgen op de zogeheten veldbetrokken begrippen, die dan weer tijdens de eerste analyse de functie van attenderende begrippen of *sensitizing concepts* zouden kunnen hebben.

Diverse computerprogramma's voor de kwalitatieve analyse hebben faciliteiten om overzichten te maken van woorden die voorkomen in de tekst, samen met hun frequentie. Het doornemen van dergelijke lijsten geeft inzicht in de terminologie die is gebruikt en in de diverse begrippen die gehanteerd worden om een bepaald fenomeen aan te duiden. Daarnaast kan men op tekstniveau vaak ook gerichter op zoek gaan naar specifieke passages waarin bepaalde woorden voorkomen om zich zodoende te kunnen oriënteren op een bepaald aspect in het materiaal.

Ordening van het materiaal

De meest in het oog springende kenmerken van het materiaal dat in kwalitatief onderzoek wordt gegenereerd, is dat het materiaal omvangrijk en ongestructureerd is. We noemden dit al eerder. Om toch efficiënt met dit materiaal te kunnen werken is het noodzakelijk dat het op een of andere manier wordt geordend. Dit ordenen omvat twee aspecten: een fysieke ordening en een logische ordening.

De fysieke ordening bestaat eruit, dat het te onderzoeken materiaal op een zodanige manier in een of meerdere computerbestanden wordt opgeslagen,

---

* Verschillende auteurs wijzen evenwel op het belang van deze activiteiten als voorbereiding op de daadwerkelijke analyse.

dat allerlei handelingen en opdrachten zo efficiënt mogelijk kunnen worden uitgevoerd. Dit aspect is niet de zorg van de gebruiker, maar van de ontwerper van de software. Er is door de ontwerper van de software gekozen voor een bepaalde structuur voor de databestanden, waarin de informatie wordt opgedeeld in kleine eenheden, zodat snelheid en flexibiliteit gewaarborgd zijn. De theorieën over het werken met zogenoemde relationele databases maken deze fysieke ordening mogelijk.

De logische ordening is een andere vorm van ordening, namelijk het labelen van delen van het materiaal, zodat de onderzoeker weet welke passages over welke thema's gaan. Dit gebeurt doorgaans door codes toe te kennen aan het materiaal, waarmee de inhoud van die fragmenten wordt getypeerd. De software zorgt ervoor dat deze codes worden gekoppeld aan de betreffende gedeelten van het materiaal, en dat ze ook weer een functie vervullen bij het terugzoeken van het materiaal, zoals hierna wordt toegelicht.

Terughalen van en zoeken in het materiaal

Een van de eerste handelingen die een onderzoeker tijdens de analyse uitvoert is het coderen of labelen van het materiaal. Die labels of codes geven aan waar de betreffende passages over gaan, of welke interpretatie de onderzoeker daaraan toekent.

Het systematisch coderen van het materiaal geeft de mogelijkheid te zoeken naar bepaalde passages die over een bepaald thema gaan. Dat kan bijvoorbeeld het geval zijn wanneer de onderzoeker wil inzoomen op een specifiek aspect. Hij wil dan alle fragmenten bij elkaar hebben waarin dat aspect aan de orde komt, zodat hij op zoek kan gaan naar verschillen en overeenkomsten.

Het handmatig zoeken van dergelijke passages is een tijdrovende bezigheid, die bovendien erg gevoelig is voor fouten. Met computerondersteuning is het zoeken een kwestie van enkele keren drukken op de juiste knop, en binnen een paar tellen zijn de betreffende passages geselecteerd. Behalve de snelheid van het zoeken, zijn er twee grote voordelen aan het zoeken en terughalen van tekstpassages met behulp van software: het gebeurt betrouwbaarder (de computer ziet niet per ongeluk enkele passages over het hoofd), en het geeft de mogelijkheid te zoeken met meer complexe zoekinstructies. In de meeste programma's wordt gebruikgemaakt van een filter waarin verschillende criteria kunnen worden opgegeven, zoals voorkomende codes, woorden in de tekst en kenmerken van het document/de respondent.

Aanbrengen van veranderingen

Zoals uit de methodologische hoofdstukken naar voren is gekomen, is het kwalitatieve analyseproces te beschouwen als een iteratief proces. De kennis die de onderzoeker over het materiaal heeft wordt steeds specifieker. Dat houdt in, dat ook de codes die hij hanteert steeds specifieker worden. Daardoor ontstaat vaak de behoefte de aanvankelijke codes te vervangen door codes die meer specifiek verwijzen naar een van de concepten uit het conceptuele model. Mogelijk ziet de onderzoeker aanleiding om de opdeling van het materiaal in segmenten aan te passen aan het nieuw verworven inzicht.

Dit soort veranderingen kan met software in een databestand snel, efficiënt en betrouwbaar worden uitgevoerd.

Ondersteuning bij speciale vormen van analyse

Op enig moment zal de onderzoeker behoefte hebben aan een verdere ordening of structurering van de codes die in de loop van de analyse worden ontwikkeld. Hij wil bijvoorbeeld inzichtelijk maken op welke manier bepaalde concepten aan elkaar gerelateerd zijn. De computerprogramma's voor de kwalitatieve analyse bieden alle op een of andere manier meerdere hulpmiddelen voor dit soort analyses. Dat kan variëren van een systeem met categorieën of een hiërarchische boomstructuur om de codes te ordenen, tot de mogelijkheid om 'kwalitatieve' tabellen op te stellen en conceptuele schema's te tekenen. Op zichzelf zijn er allerlei gespecialiseerde computerprogramma's voor dit soort toepassingen, maar het feit dat deze functies geïntegreerd zijn in de software voor kwalitatieve analyse, maakt het gemakkelijker om deze mogelijkheden te benutten.

Voorbereiden voor aanvullende analyse

Naarmate een analyse vordert, heeft een onderzoeker behoefte aan meer complexe analyses van het materiaal, zoals het maken van vergelijkingen tussen verschillende cases, het opsporen van patronen in het voorkomen van de codes.

De meeste programma's kunnen verschillende soorten overzichten van codes en van tekstfragmenten maken, die ondersteunend zijn bij deze complexere analyses. Maar in deze fase kan men ook zeer goed gebruikmaken van verschillende procedures die bijvoorbeeld zijn opgenomen in SPSS. Daarbij valt te denken aan (omvangrijke) kruistabellen, homogeniteitsanalyse, (hiërarchische) clusteranalyse, multidimensionale schaling, technieken die helpen bij het zoeken naar een ordening in de codes en naar onderliggende structuren.

Om deze overstap naar een programma als SPSS mogelijk te maken, bieden de computerprogramma's de mogelijkheid om bijvoorbeeld het voorkomen van codes bij delen van de tekst, of het gelijktijdig voorkomen van codes (concordanties) weg te schrijven in de vorm van matrices, die dan vervolgens geïmporteerd kunnen worden in andere softwarepakketten.

En ook hierbij zijn snelheid en nauwkeurigheid de grootste voordelen van de ondersteuning.

Bijhouden van het analyseproces

Voor het proces van het kwalitatieve onderzoek in het algemeen en van de kwalitatieve analyse in het bijzonder bestaan globale procedurestappen, die op hoofdlijnen aangeven welke stappen de onderzoeker onderneemt. Tijdens het onderzoeks- en analyseproces komt een onderzoeker steeds weer voor keuzen en beslissingen te staan die van invloed zijn op de voortgang van het onderzoek en de analyse. Bij deze keuzen en beslissingen moet een onderzoeker vaak afgaan op zijn eigen inzichten, omdat het steeds om zeer specifieke keuzen en beslissingen gaat. Voor het aannemelijk maken van betrouwbaarheid en validiteit is het belangrijk dat de onderzoeker vastlegt hoe in bepaalde situaties is gekozen en op grond waarvan. Ook het omschrijven en afbakenen van de begrippen die gaandeweg het onderzoek 'bedacht' en gebruikt worden vraagt om een systeem waarmee de onderzoeker op systematische maar toch eenvoudige manier allerlei relevante informatie over het onderzoeksproces of over de gebruikte begrippen kan vastleggen.

De computerprogramma's voor kwalitatieve analyse hebben voor deze functie een faciliteit voor het schrijven van memo's. De verantwoording en toelichting kunnen natuurlijk ook worden vastgelegd in een tekstverwerkingsprogramma, maar juist door gebruik te maken van een systeem van memo's dat geïntegreerd is in de software voor kwalitatieve analyse, wordt het gebruik van memo's gestimuleerd en vergemakkelijkt.

9.3 Een voorbeeld: Kwalitan

In de vorige paragraaf hebben we in vrij algemene termen laten zien op welke manier software de kwalitatieve analyse kan ondersteunen. In deze paragraaf laten we wat specifieker zien hoe dat eruit kan zien. We doen dat aan de hand van het programma Kwalitan, een van de programma's die speciaal voor dit doel zijn ontwikkeld. De eerste stappen op het Kwalitan-pad zijn gezet in 1987 aan wat toen nog de Katholieke Universiteit Nijmegen heette. Bij die ontwikkeling hebben de fasen en procedures uit de gefundeerde-theoriebenadering, zoals uitgewerkt door Wester et al. centraal gestaan.[1,2] De ondersteuning die Kwalitan biedt is evenwel niet exclusief voorbehouden aan onderzoekers die te werk gaan volgens de 'grounded theory approach' ook wel aangeduid als de GT-benadering. De verschillende modules en functies van Kwalitan hebben een generiek karakter, zodat ze ook bij andere vormen van kwalitatieve analyse bruikaar zijn. In de afgelopen bijna twintig jaar heeft Kwalitan een aantal veranderingen ondergaan, veranderingen en aanpassingen die zowel zijn ingegeven door de toenemende technische mogelijkheden als door de vragen en wensen van gebruikers.

We laten in deze paragraaf een aantal voorbeelden van de ondersteuning zien, mede aan de hand van hoe een en ander op het beeldscherm eruitziet.

Bij de analyse van kwalitatieve gegevens kunnen vier verschillende niveaus worden onderscheiden waarop die analyse plaatsvindt, namelijk het niveau van woorden, codes, concepten en memo's.

We laten hierna heel kort en globaal aan de hand van enkele voorbeelden zien hoe een computerprogramma die ondersteuning biedt. Voor een meer gedetailleerde uitwerking van de functies verwijzen wij in verband met

Kwalitan naar Wester en Peters;[2] voor een meer algemene beschrijving verwijzen wij naar Weitzman en Miles.[3] Uiteraard kan men ook te rade gaan bij de handleidingen van de verschillende computerprogramma's of bij een demo van de programma's.

Analyseren met codes

Een belangrijk hulpmiddel bij de kwalitatieve analyse zijn de codes. De onderzoeker bedenkt tijdens het lezen van het materiaal allerlei codes waarmee hij zijn interpretatie aangeeft van hetgeen in het materiaal staat. In de eerste fasen van een analyse zijn de codes vooral te beschouwen als indicatoren voor empirische fenomenen (ze geven aan waar een specifieke passage over gaat). Later in de analyse zullen de codes steeds abstracter en complexer worden: ze kunnen dan verwijzen naar achterliggende dimensies of categorieën, naar complexe concepten, naar patronen of naar verbanden tussen concepten.

Kwalitan biedt een scala aan hulpmiddelen ter ondersteuning van het werken met codes.

Een van de eerste hulpmiddelen betreft het toekennen van de codes. Codes moeten gekoppeld worden aan de teksten waarop ze betrekking hebben. Figuur 9.1 laat zien hoe dat er in Kwalitan uitziet.

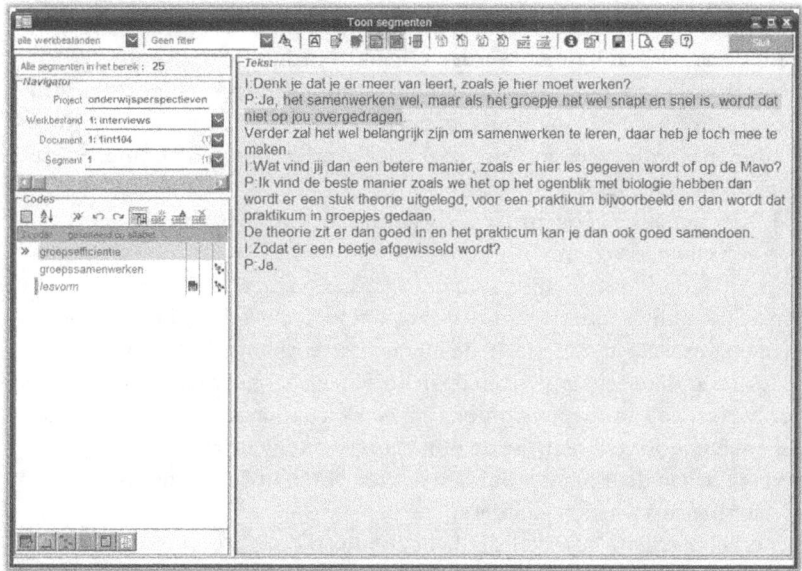

Figuur 9.1
De tekst van een segment met de toegekende codes.

Rechts in de figuur staat de tekst van een gedeelte van het materiaal, dat wordt aangeduid als een segment. In het blok linksboven staat aangegeven welk segment dit is. Daaronder staan de codes die aan dit segment zijn toegekend door de onderzoeker. Er zijn verschillende manieren waarop de codes aan een segment kunnen worden toegekend: door ze tijdens het lezen van de tekst in te typen, maar bijvoorbeeld ook door Kwalitan automatisch te laten zoeken op bepaalde woorden in de tekst en deze dan als codes toe te kennen.

De kwalitatieve analyse is overigens niet beperkt tot tekstachtig materiaal. Hoewel dat in de meeste onderzoeken wel het geval zal zijn, hoeven de kwalitatieve analyse en de computerondersteuning zich niet daartoe te beperken. Zo kan het te analyseren materiaal ook bestaan uit tekeningen, politieke cartoons, afbeeldingen van kunstobjecten, geluidsfragmenten en beeldfragmenten. In al die gevallen kan de onderzoeker door middel van codes vastleggen wat de kenmerken van het object zijn. Daarbij kan het gaan om bijvoorbeeld stijlkenmerken (de architectuurstijl van een bouwwerk), maar ook om de impressies of emoties die het object oproept bij de onderzoeker.

Codes nemen dus een belangrijke plaats in de analyse van kwalitatief materiaal in. Vandaar ook dat er in de computersoftware verschillende functies bestaan om op het niveau van de codes te analyseren. Kwalitan biedt op het niveau van de codes de volgende functies aan ten behoeve van de analyse:

- overzicht van codes, een lijst waarin staat aangegeven welke codes er voorkomen en in welke frequentie;
- overzicht van codes en hun tekstfragmenten, een lijst met alle stukjes tekst waarnaar die codes verwijzen;
- categorieën van codes, waarin codes die naar eenzelfde achterliggend thema verwijzen kunnen worden samengebracht;
- matrices van codes, waarin op systematische wijze staat aangegeven welke codes bij elk van de segmenten of documenten voorkomen; deze matrices kunnen worden geëxporteerd naar andere programma's voor meer systematische analyses (zie par. 9.2);
- de hiërarchische boomstructuur, waarin codes kunnen worden geordend in een boomstructuur.

Om de mogelijke ondersteuning wat concreter te maken, zullen we kort ingaan op deze laatste functie. In de hiërarchische boomstructuur worden codes (en andere begrippen) ten opzichte van elkaar geordend in verschillende niveaus. Zo kan er een hoofdbegrip worden onderscheiden, met daaronder enkele subbegrippen, die op hun beurt weer enkele andere begrippen herbergen. Op deze manier kunnen de elementen in de boomstructuur tot op acht niveaus worden geordend.

Het is belangrijk te beseffen, dat het opbouwen van deze structuur het (denk)werk is van de onderzoeker (cf. de tweede stelling in de inleiding van dit hoofdstuk). Daarbij kan de onderzoeker zowel 'top-down' als 'bottom-up' te werk gaan. In het eerste geval gaat men uit van een bepaalde structuur (wellicht ontleend aan het theoretisch kader) en vervolgens worden codes en woorden geplaatst in deze structuur. In het tweede geval ligt het vertrekpunt bij de lijst met codes aan de rechterzijde van het scherm en wordt er op basis van de codes steeds opnieuw besloten of die passen bij een al bestaande 'tak' in de boom, of dat er een nieuwe tak gemaakt moet worden.

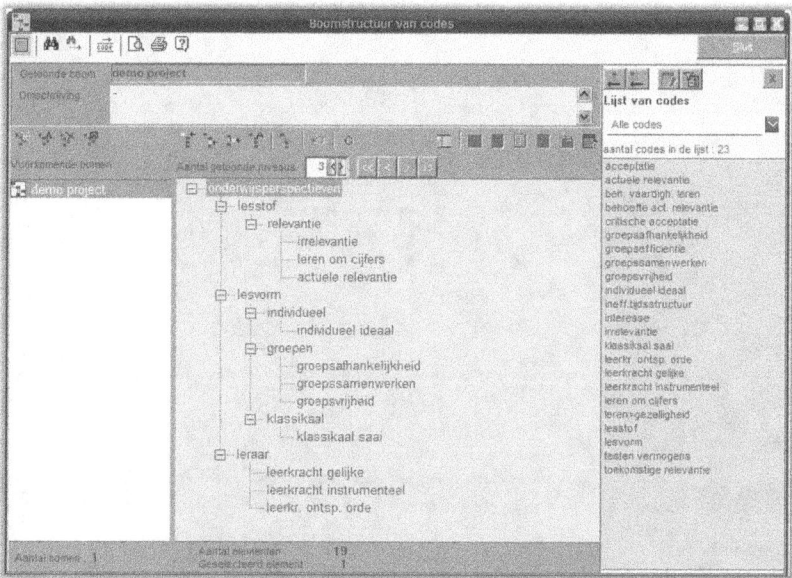

Figuur 9.2
Voorbeeld van een boomstructuur.

Analyseren met woorden

Wanneer de analyse wordt uitgevoerd op het niveau van woorden dan richt de analyse zich op de woorden zoals die letterlijk voorkomen in het materiaal; dus de woorden zoals de respondent die heeft gesproken of zoals ze staan in een geschreven document. Dit is in feite het meest concrete niveau. De ondersteuning van Kwalitan bestaat hier in het opstellen van diverse overzichten waarmee bijvoorbeeld verschillende documenten kunnen worden vergeleken op het voorkomen van specifieke woorden.

Analyseren van concepten

Het doel van een kwalitatieve analyse is doorgaans vanuit concreet empirisch materiaal (zoals interviewteksten) te komen tot een conceptueel model, waarin begrippen, ontleend aan het materiaal, worden geordend. Dat vereist dat de onderzoeker steeds meer op een conceptueel niveau gaat denken. De aard van de codes die gebruikt worden in een kwalitatieve analyse verandert dan ook in de loop van een analyse: van begrippen die heel strak verwijzen naar het empirisch materiaal naar begrippen die verwijzen naar achterliggende concepten, naar begrippen die verwijzen naar patronen, et cetera. Kwalitan biedt de mogelijkheid om tabellen en schema's te maken. Beide zijn bedoeld om de informatie op zodanige manier te ordenen, dat de overstap van het niveau van codes naar het conceptuele niveau kan worden gemaakt, en dat patronen en samenhangen op het conceptuele niveau zichtbaar kunnen worden gemaakt.

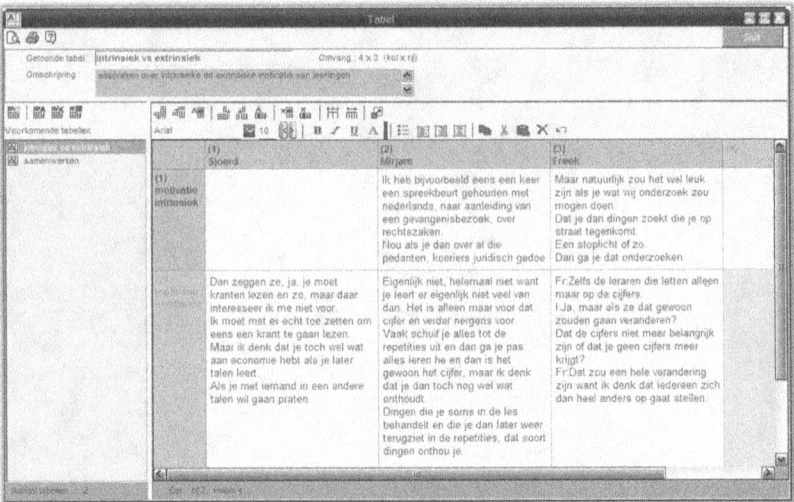

Figuur 9.3
Voorbeeld van een matrix.

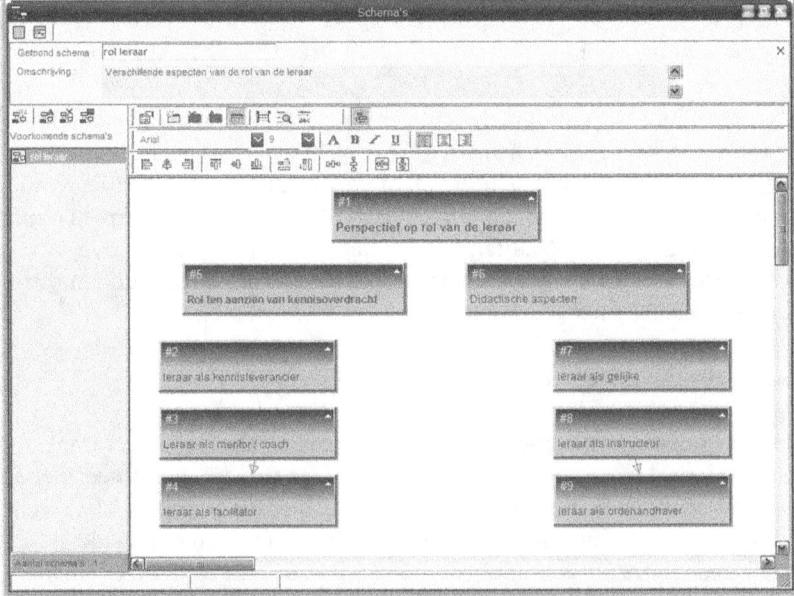

Figuur 9.4
Ordening van concepten weergegeven in een schema.

Werken met memo's

Memo's bevatten de reflecties van de onderzoeker op hetgeen de analyse aan kennis en inzicht oplevert. Deze reflecties vormen in feite het meest abstracte niveau waarop de analyse zich kan afspelen.

Het belang van memo's in een kwalitatieve analyse kan niet genoeg worden benadrukt. Voor het schrijven en bijhouden van memo's kan men allerlei hulpmiddelen buiten de computer om gebruiken (een schriftje met notities en logboekaantekeningen kan wat dat betreft al een goede ondersteuning bieden), maar de meeste computerprogramma's voor kwalitatieve analyse bieden op een of andere manier de mogelijkheid om memo's direct te koppelen aan dat programma. Door deze koppeling ligt het maken, bijwerken en raadplegen meer binnen handbereik, bovendien zijn deze memo's direct gekoppeld aan het materiaal dat wordt geanalyseerd. De memo's kunnen met een enkele klik op de muis worden opgeroepen. Al met al voldoende reden om de memofunctie die in de programma's is ingebouwd te gebruiken.

Binnen Kwalitan worden standaard vier soorten memo's onderscheiden, namelijk begrippenmemo's, profielmemo's, methodememo's en theoriememo's. Elk van deze typen memo's heeft een andere functie in het analyseproces, en is op een andere manier gekoppeld aan het onderzoeksmateriaal. De mogelijkheid bestaat om zelf extra memosoorten te definiëren, bijvoorbeeld voor samenvattingen van of verwijzingen naar literatuur, voor de verslagen van begeleidingsgesprekken.

Wat Kwalitan nog meer te bieden heeft

Kwalitan heeft uiteraard verschillende functies die te maken hebben met het onderhouden van een project, zoals het importeren van te analyseren teksten en het maken van back-ups. We gaan daar in dit hoofdstuk niet verder op in; we volstaan er in dit verband mee te vermelden dat er binnen Kwalitan verschillende mogelijkheden zijn om de teksten onder te brengen in een project. Wanneer de tekst afkomstig is van een interview, dan kan deze met elke willekeurige tekstverwerker worden ingetypt en later worden geïmporteerd in een project; maar wanneer men bijvoorbeeld teksten vanaf een website wil analyseren, dan kunnen die ook via knippen en plakken worden ingebracht in de gegevensstructuur van Kwalitan.

In deze paragraaf willen we nog wel wijzen op een essentiële functie van Kwalitan, die overigens ook in alle andere programma's voor de ondersteuning van kwalitatieve analyse is ingebouwd: het filter. Bij de bespreking van de rol die de computer kan hebben bij deze vorm van analyse hebben we aangegeven dat een van de belangrijkste ondersteunende functies is het terughalen van tekstfragmenten die voldoen aan bepaalde criteria, door het zoeken in het materiaal naar de daaraan toegekende codes. Binnen Kwalitan is daarvoor het filter beschikbaar, waarmee op basis van een diversiteit aan zoekcriteria gezocht kan worden naar segmenten die voldoen aan specifieke eisen. Zo kan er gezocht worden op het voorkomen van codes bij segmenten, of op het voorkomen van woorden in de tekst.

9.4 Toepassing en valkuilen

Een vraag die vaak gesteld wordt is of het wel loont een computerprogramma te gebruiken bij de analyse van de kwalitatieve gegevens. Het vergt natuurlijk enige tijd om te leren werken met een dergelijk programma, en doorgaans vraagt het ook extra werk bij de transcriptie van het materiaal.

Een simpele vuistregel die gebruikt kan worden bij het beantwoorden van deze vraag is de volgende: wanneer een onderzoeker van plan is het materiaal eenmaal te doorlopen, ondertussen belangrijke woorden markeert en/of codes toekent, en vervolgens in staat is om de onderzoeksvragen te beantwoorden, dan is het inzetten van een computerprogramma wellicht minder zinvol. Uit de methodologische hoofdstukken in dit boek zal echter helder zijn geworden, dat dat een al te simpele voorstelling van zaken is voor de meeste vormen van kwalitatieve analyse. Het gaat er daarbij immers om dat de onderzoeker op basis van het empirisch materiaal komt tot een uitwerking op conceptueel niveau (het analytisch of theoretisch model), waarbij een voortdurende schakeling tussen het empirische en het conceptuele niveau mogelijk moet zijn. In een dergelijk geval is computerondersteuning niet alleen erg handig en tijdbesparend, maar in feite ook onmisbaar om op een degelijke manier de analyse te kunnen uitvoeren. Dat was in wezen ook de teneur van de eerste stelling waarmee we dit hoofdstuk begonnen.

Wanneer men dan eenmaal gekozen heeft voor het gebruiken van een computerprogramma voor de ondersteuning van de analyse, dan dreigen er in de praktijk meerdere valkuilen. We noemen er hier vijf.

- De onderzoeker heeft te hoge verwachtingen van wat het computerprogramma te bieden heeft. Aan de hand van de tweede stelling in het begin van dit hoofdstuk maakten we al duidelijk dat de computer zelf niets analyseert, maar alleen ondersteuning geeft zodat de onderzoeker zich beter op het analyseren kan richten.
- De onderzoeker richt zich in eerste instantie op de keuze en de werking van een ondersteunend computerprogramma, in plaats van te zorgen voor een goede methodologische onderbouwing en sturing van het analyseproces.
- De onderzoeker meent dat alle faciliteiten en functies die een programma te bieden heeft ook daadwerkelijk moeten worden gebruikt. Dat is een misverstand. De programma's zijn doorgaans zo ruim opgezet, dat ze inzetbaar zijn voor verschillende vormen van kwalitatieve analyse. Een onderzoeker zal doorgaans bewust moeten kiezen welke functies daadwerkelijk zinvol zijn voor zijn aanpak.
- De onderzoeker heeft de neiging te gedetailleerd te werken. Het is voor de computerprogramma's geen probleem om grote aantallen codes te herbergen. Zo kunnen er bij Kwalitan bij elk segment vijftig codes worden geplaatst. Maar men moet zichzelf hierin beperkingen opleggen: bedenk welke codes noodzakelijk zijn; het adagium 'less is more' geldt ook voor (met name de latere fasen van) de kwalitatieve analyse.
- Sommige onderzoekers blijven heel lang hangen in de fase waarin informatie wordt toegevoegd aan het ruwe materiaal, bijvoorbeeld bij het

(open) coderen van materiaal, het schrijven van begrippenmemo's, het structureren van het materiaal. Maar men zal verder moeten: er moet geschakeld worden naar een meer conceptueel niveau.

De praktijk laat zien dat de onderzoekers die de prioriteiten goed weten te leggen en die de betekenis van het ondersteunende computerprogramma niet overschatten, heel veel steun ervaren van deze programma's.

9.5 Tot slot

Om de manier te schetsen waarop een computerprogramma voor kwalitatieve analyse de onderzoeker kan ondersteunen, hebben we in dit hoofdstuk alleen gekeken naar het programma Kwalitan. Zoals we al eerder aangaven is Kwalitan niet de enige mogelijkheid, maar is er momenteel een groot aantal computerprogramma's beschikbaar voor de ondersteuning van de analyse van kwalitatief materiaal. Weitzman en Miles hebben al in 1994 een overzicht en een 'vergelijkend warenonderzoek' opgesteld van 25 programma's.[3] In de tussentijd zijn er nog meer programma's bijgekomen en hebben de door Weitzman en Miles beschreven programma's een of meerdere veranderingen en metamorfosen ondergaan. Het presenteren van een overzicht van de stand van zaken is daarom een hachelijke zaak.

Wie overweegt met ondersteunende software aan de slag te gaan doet er goed aan om zich via de website van het CAQDAS-project op de hoogte te stellen van de mogelijkheden en de laatste ontwikkelingen. Op hoofdlijnen doen al deze programma's hetzelfde: ze bieden de mogelijkheid tekst te labelen met codes en om later selecties uit het materiaal te maken aan de hand van die labels. Daarnaast bieden ze mogelijkheden om de codes op een of andere manier te ordenen. De manier waarop dit binnen de verschillende programma's is geregeld verschilt echter, evenals de achterliggende ideeën en de extra mogelijkheden die de programma's te bieden hebben. Het is verstandig een paar programma's te bekijken om te zien welk het beste aansluit bij de specifieke wensen of bij de eigen stijl van analyseren. De genoemde website van het CAQDAS-project kan daarover belangrijke informatie geven.

Hopelijk heeft voorgaande tekst voldoende duidelijk gemaakt dat de onderzoeker anno 2006 volop keuze heeft ten aanzien van de manier waarop hij/zij de analyses wenst te ondersteunen met computersoftware.

Mede in het licht van de twee stellingen waarmee we dit hoofdstuk begonnen, willen we afsluiten met de opmerking dat een grondige kennis van de kwalitatieve methodologie en analysemethoden van groot belang is. De problemen waar onderzoekers doorgaans tegenaan lopen, liggen niet zozeer in het bedienen van de computerprogramma's (die zijn alle behoorlijk gebruikersvriendelijk), maar veeleer in de methodologische achtergrond van de analyse. Het bedenken van een goede code, het abstraheren van de aanvankelijke codes of het schrijven van een goede verantwoording in een memo leveren veel meer hoofdbrekens op dan de vraag waar die codes, boomstructuur of memo's in het programma te vinden zijn.

Blijft staan, zoals de eerste stelling aangeeft, dat die ondersteunende software onmisbaar is voor een gedegen kwalitatieve analyse.

Literatuur

1 Wester F. De gefundeerde-theoriebenadering. Een strategie voor kwalitatief onderzoek. Dissertatie. Nijmegen: Katholieke Universiteit Nijmegen, 1984.
2 Wester F, Peters V. Kwalitatieve analyse. Uitgangspunten en procedures. Bussum: Coutinho, 2003.
3 Weitzman EA, Miles MB. Computer programs for qualitative analysis. Thousand Oaks, CA: Sage, 1994.

Websites van de genoemde software

Atlas-ti, T. Muhr / Scientific Software Delevopment, Duitsland, http://www.atlasti.de/
Ethnograph, Qualis Research, USA, http://www.qualisresearch.com/
Kwalitan, V. Peters / Kwalitan Advies, Nederland, http://www.kwalitan.net
QSR Nud*ist, Richards en Richards / QSR International, Australië, http://www.qsr.com.au/
QSR NVivo, Richards en Richards / QSR International, Australië, http://www.qsr.com.au/
MaxQDA, U. Kuckartz / MaxQDA – Verbi GmbH, Duitsland, http://www.maxqda.com/
De website van het CAQDAS-project is te vinden op: http://caqdas.soc.surrey.ac.uk/

10 Waardering van kwalitatief onderzoek*

Myra van Zwieten en Dick Willems

10.1 Inleiding

Wie een wetenschappelijk artikel leest, wil weten of hij kan bouwen op de resultaten daarvan; met andere woorden, of het onderzoek waarover verslag wordt gedaan methodologisch goed in elkaar zit. Daarbij zal de lezer uitgaan van het algemene idee dat een goede methode leidt tot objectieve conclusies. Maar wat is objectief? Betekent dit dat elke onderzoeker in principe dezelfde resultaten zou moeten verkrijgen? Moet het onderzoek volgens vaste protocollen zijn verlopen? En mag de onderzoeker geen enkele *bias* vertonen? Oftewel, zou de rol van de onderzoeker eigenlijk moeten zijn geminimaliseerd en zou de objectiviteit nog het beste door de uitvoering met een computer zijn gegarandeerd? In dat geval zou kwalitatief onderzoek nooit objectief – in de zin van methodologisch deugdelijk – kunnen zijn. Want bij kwalitatief onderzoek, ook wel interpreterend onderzoek genoemd, worden persoonlijke kwaliteiten als waarneming, communicatie en interpretatie immers niet uitgeschakeld, maar gericht ingezet. (Het lijkt wel huisartsgeneeskunde!) Om kwalitatief onderzoek te kunnen beoordelen moeten we dus toe naar een opvatting van objectiviteit die meer betekent dan alleen het tegenovergestelde van subjectiviteit. Ter beoordeling van de deugdelijkheid van kwalitatief onderzoek hanteren Maso en Smaling daarom een meer algemene definitie van objectiviteit: 'Streven naar objectiviteit in onderzoek is het streven, in relatie tot het kader van de vraagstelling van het onderzoek, recht te doen aan het object van studie: het object van studie te laten spreken en niet te laten vertekenen.'[1]

---

* *Eerder verschenen in Huisarts & Wetenschap 2004;47(13):631-5.*

10.2 Betrouwbaarheid en validiteit als maten voor objectiviteit

Bij kwantitatief onderzoek wordt vertekening van de onderzoeksresultaten voorkomen door de rol van de onderzoeker te minimaliseren. Een dergelijke minimalisering is bij kwalitatief onderzoek niet wenselijk, omdat de inbreng van de onderzoeker zoals gezegd essentieel is. In kwalitatief onderzoek wordt dan ook niet getracht de rol van de onderzoeker uit te schakelen, maar wordt vertekening van de onderzoeksresultaten tegengegaan door die rol zo zichtbaar mogelijk te maken. De gangbare criteria om objectiviteit te beoordelen – betrouwbaarheid en validiteit – worden bij de beoordeling van kwalitatief onderzoek daarom iets anders ingevuld dan bij de beoordeling van kwantitatief onderzoek.

Betrouwbaarheid is de afwezigheid van toevallige vertekeningen. Validiteit is de afwezigheid van systematische vertekeningen van het onderwerp van onderzoek.[1] Anders gesteld zegt de betrouwbaarheid iets over de deugdelijke uitvoering van het onderzoek en validiteit iets over de deugdelijke opzet van het onderzoek.

Betrouwbaarheid

Betrouwbaarheid wordt meestal onderscheiden in interne en externe betrouwbaarheid.

Met *interne betrouwbaarheid* wordt gedoeld op een mogelijke vertekening van de onderzoeksresultaten door de invloed van een individuele onderzoeker. Het gaat hierbij om controleerbaarheid. Omdat bij kwalitatief onderzoek de individuele onderzoeker per definitie invloed heeft, is dit criterium vooral van toepassing wanneer er verschillende onderzoekers binnen hetzelfde onderzoek werken. In die situatie is het belangrijk dat verschillende onderzoekers dezelfde resultaten (zouden) verkrijgen. Bijvoorbeeld bij de codering van interviewfragmenten: hoe weet de lezer of verschillende onderzoekers deze op dezelfde manier hebben gecodeerd, of wat daarbij eventuele verschillen waren? Automatisering van het verzamelen van gegevens en de verwerking ervan kan helpen om dit inzichtelijk te maken. Hoewel ook zonder steun van de computer goed kwalitatief onderzoek mogelijk is, wordt meestal gebruikgemaakt van softwareprogramma's, bijvoorbeeld Kwalitan, QSR nVivo of MaxQDA. Of van dergelijke programma's gebruik is gemaakt, behoort in de rapportage van het onderzoek vermeld te staan.

Een bij kwalitatief onderzoek veel toegepaste techniek om de interne betrouwbaarheid te vergroten is het gebruik van meerdere methoden of onderzoekers. Zo kan er binnen één onderzoek gelijktijdig van interviews en (participerende) observaties worden gebruikgemaakt of eenzelfde methode door verschillende onderzoekers worden toegepast. Dit gebruik van meerdere methoden heet *triangulatie* naar een term uit het landmeten, waarbij de exacte plaats van een punt vanuit drie gezichtpunten wordt vastgesteld.

Met de term *externe betrouwbaarheid* wordt geduid op de herhaalbaarheid (repliceerbaarheid) van het onderzoek als geheel: zou iemand anders hetzelfde onderzoek kunnen overdoen en dan dezelfde resultaten verkrijgen? Voor de beantwoording van deze – meestal theoretische – vraag is het minstens noodzakelijk dat het artikel expliciete informatie verschaft over de gebruikte methoden, de positie van de onderzoekers en de context van het onderzoek. Een procedure om een eventuele herhaalbaarheid te garanderen is de *audit trail*: alles wat zich gedurende het onderzoek heeft afgespeeld dient op zo'n manier te worden gedocumenteerd dat voor derden inzichtelijk (te maken) is op welke wijze de onderzoeksgegevens verkregen zijn. Ook het primaire onderzoeksmateriaal, zoals interviewtranscripten en observatieprotocollen, moet in principe voor derden toegankelijk zijn.

Validiteit

Het begrip validiteit duidt zoals gezegd op de aan- of afwezigheid van systematische vertekeningen. *Interne validiteit* wordt ook wel opgevat als de mate waarin de methoden en technieken van onderzoek ervoor zorgen dat de resultaten en onderzoeksconclusies ook werkelijk het beoogde verschijnsel betreffen.[2] Oftewel, heeft men inderdaad datgene onderzocht wat men beweert te hebben onderzocht? Een vertekening kan in kwalitatief onderzoek bijvoorbeeld optreden wanneer een onderzoeker selectief aantekeningen maakt van observaties, zonder dat hij zich van deze selectiviteit bewust is. Ook het – bijvoorbeeld uit tijdgebrek – negeren van voorbeelden die voorlopige conclusies tegenspreken, kan een vertekening van resultaten geven. Om de validiteit van een kwalitatief onderzoek te kunnen beoordelen dient een artikel daarom informatie te geven over potentiële bronnen van vertekening. Richtlijnen bij zo'n beoordeling zijn vragen als: Is er een uitgewerkte onderzoeksopzet gevolgd? Is er systematisch gereflecteerd op de rol van de onderzoeker en is dat gedocumenteerd? Hebben geobserveerde of geïnterviewde personen de gelegenheid gehad commentaar te leveren op voorlopige resultaten om vertekening tegen te gaan (*member check*)?

Met externe validiteit wordt gedoeld op de mate van generaliseerbaarheid of verplaatsbaarheid van onderzoeksconclusies naar andere personen, situaties, verschijnselen en tijdstippen dan die van het onderzoek. Bij kwalitatief onderzoek wordt generalisatie niet zozeer nagestreefd door gebruik te maken van een statistisch representatieve steekproef, maar wordt de onderzoeksgroep juist doelgericht samengesteld. In plaats dat het toeval de samenstelling van de steekproef bepaalt – waardoor wordt aangenomen dat mogelijk relevante variabelen in dezelfde frequentie voorkomen als in de onderzochte populatie – wordt bij kwalitatief onderzoek meer doelgericht bepaald welke variabelen wel en welke niet bij de onderzochte groep moeten voorkomen; in het Engels spreekt men van purposive sampling. Welke variabele van de steekproef wordt in- of uitgesloten hangt af van de vraagstelling en wat de onderzoekers al van de relevante kenmerken binnen het object van onderzoek weten. Als zo'n doelgerichte selectie plaatsvindt op grond van theoretische overwegingen wordt overigens van theoretical sampling gesproken. Ook kan de selectie van de onderzoeksgroep in de loop van het onderzoek veranderen, bijvoorbeeld wanneer de analyse van de eerste gegevens aanleiding geeft om de onderzoeksgroep op nieuwe kenmerken te selecteren. Voor meer informatie over steekproeftrekking bij kwalitatief onderzoek verwijzen wij naar hoofdstuk 2.[3]

Wat zegt het aantal respondenten in een kwalitatief onderzoek nu over de deugdelijkheid ervan? In principe niets. Ook aan de hand van weinig respondenten kun je het onderwerp van onderzoek immers uitstekend 'laten spreken'. De ondergrens bij doelgerichte steekproeftrekking is 1, al komt dat erg zelden voor, zelfs minder dan kwantitatieve n = 1-onderzoeken. Bij het lezen van een kwalitatief onderzoeksartikel gaat het er vooral om dat de auteurs aannemelijk maken dat de voor hun vraagstelling relevante kenmerken (van respondenten of van observatiesituaties) in hun onderzoeksgroep vertegenwoordigd zijn.

10.3 Methodologische kwaliteit: hoe herken je het?

Om de lezer in staat te stellen een kwalitatief artikel te beoordelen, dient de rapportage inzicht te bieden in de wijze waarop de verschillende onderdelen van het onderzoek (theoretisch kader; vraagstelling; dataverzameling; data-analyse; conclusie) zich tot elkaar verhouden. Voor lezers die gewend zijn aan kwantitatieve rapportages is dit wellicht soms lastig, omdat kwalitatieve rapportages er wat anders uitzien. Geen tabellen of grafieken; geen p-waarden, betrouwbaarheidsintervallen of andere statistische toetsen die in één oogopslag inzicht kunnen bieden in de representativiteit en betrouwbaarheid van de gerapporteerde resultaten.

Kwalitatieve artikelen bestaan voor het overgrote deel uit tekst, waarbij letterlijke citaten een belangrijke plaats innemen. De reden van het gebruik van uitgebreide citaten is dat daarmee gegevens zo veel mogelijk concreet en in hun 'rijke', betekenisvolle vorm worden weergegeven. Dit wordt vaak aangeduid als *thick description*: een verhalende en gedetailleerde manier van beschrijven. Citaten hebben in kwalitatieve rapportages een overeenkomstige functie als tabellen in kwantitatief onderzoek: ze maken de lezer duidelijk dat de gegevens er echt zijn.[4] Bovendien maken ze de relatie zichtbaar tussen de ruwe gegevens en de interpretatie, waardoor deze controleerbaar en eventueel bekritiseerbaar is. Wanneer in een artikel de stap van de letterlijke citaten naar de extrapolaties en verklaringen van de onderzoeker helder wordt weergegeven, kan een lezer zich een idee vormen van de houdbaarheid van de interpretatie en van de relevantie van de resultaten voor de eigen praktijk.[5]

In het onderstaande volgt een bespreking van criteria waaraan een goed kwalitatief artikel dient te voldoen (tabel 10.1). Deze criteria zijn afgeleid van de lijst die beoordelaars van artikelen voor het BMJ gebruiken (te vinden op http://www.bmj.com/advice/checklists.shtml#quality) en van een document dat in het Academisch Medisch Centrum te Amsterdam (AMC) is ontwikkeld om de kwaliteit van kwalitatief onderzoek te waarborgen.[6,7]

Tabel 10.1	Beoordelingscriteria kwalitatief onderzoek.
Heldere vraagstelling?	
Theoretisch raamwerk en methoden expliciet omschreven?	
Selectie helder beschreven en theoretisch compleet?	
Veldwerk in detail beschreven?	
Ruwe gegevens en transcriptie door anderen te bekijken?	
Analyse helder beschreven en theoretisch onderbouwd?	
Analyse door meer dan één onderzoeker?	
Expliciet gezocht naar tegenvoorbeelden?	
Weergave van overtuigend empirisch materiaal?	

De rode draad: Het onderzoek van Freeman en Sweeney[8]

Als rode draad in dit boek gebruiken we een publicatie in het *BMJ*.

Freeman en Sweeney deden een kwalitatief onderzoek om een antwoord te krijgen op de vraag waarom huisartsen zich niet aan evidence-based richtlijnen houden. Ze hielden drie focusgroepen van in totaal negentien huisartsen (dertien mannen, zes vrouwen) in het zuidwesten van Engeland. De drie groepen bestonden uit een mix van stads- en plattelandshuisartsen, afkomstig uit verschillende, geografisch van elkaar gescheiden gebieden. Tijdens de groepsbijeenkomsten presenteerde een van de huisartsen een casus waarin hij de richtlijn niet had gevolgd, hoewel hij deze wel kende. De groep discussieerde vervolgens over de redenen waarom de richtlijn niet was gevolgd. Daarbij werd veel aandacht besteed aan de arts-patiëntrelatie en de gevoelens die het consult opriep bij de huisarts. Alle groepsbijeenkomsten werden opgenomen en voor de analyse uitgetypt. De auteurs deden drie analyses gezamenlijk, de rest individueel. Ze bespraken samen de resultaten van de analyses om gemeenschappelijke thema's vast te stellen.

Uit het onderzoek bleek dat huisartsen positief stonden tegenover evidence-based richtlijnen en die ook vaak implementeerden. Barrières die implementatie verhinderden, waren onder andere de persoonlijke ervaringen van de huisarts, de arts-patiëntrelatie, het verschil tussen eerste en tweede lijn en logistieke problemen. Het implementeren van evidence is niet het resultaat van een eenvoudig lineair proces, maar van een gezamenlijke beslissing van huisarts en patiënt. En daarbij is soms de conclusie dat de regels maar liever niet toegepast moeten worden.

- *Is er een heldere vraagstelling?*

Kwalitatief onderzoek wordt doorgaans gestuurd door een open vraagstelling. Vragen naar het 'hoe' en 'waarom' komen vaker voor dan vragen naar 'hoeveel' of 'wanneer'. Dit open karakter laat echter onverlet dat de vraagstelling helder en eenduidig geformuleerd dient te zijn. De lezer moet immers kunnen achterhalen in hoeverre de gerapporteerde resultaten aan de vraagstelling zijn gerelateerd. In verband met generalisatie van de onderzoeksresultaten moet daarnaast duidelijk zijn aangegeven op welke manier de vraagstelling is afgebakend, bijvoorbeeld naar patiëntgroep, behandelingscontext of ziekte.

> De vraagstelling in het onderzoek van Freeman en Sweeney luidt: Vanwege welke redenen en omstandigheden maken huisartsen géén gebruik van evidence die zij wél kennen? Dit is een heldere vraagstelling, afgebakend naar huisartsen.

- *Zijn het theoretisch raamwerk en de methoden die in elke fase van het onderzoek zijn gebruikt expliciet omschreven?*

Een onderzoeksstrategie die in het kwalitatief onderzoek veel gebruikt wordt is de zogeheten *grounded-theory*-benadering. Doel van deze benadering is een theorie te ontwikkelen die zo veel mogelijk op de empirisch verkregen gegevens wordt gefundeerd – vandaar de Nederlandse aanduiding: gefundeerde-theoriebenadering.

Omdat deze gefundeerde-theoriebenadering zo vaak voorkomt, wordt vaak gedacht dat kwalitatief onderzoek gelijkstaat aan het doen van onderzoek zonder theoretisch kader. Dit is echter een misverstand. Kwalitatief onderzoek kan vele doelen dienen; zelfs het toetsen van een hypothese is mogelijk. Ook het scala aan gebruikte methoden is breed. Zowel de theoretische uitgangspunten als de gebruikte methode dienen expliciet in een artikel te worden vermeld.

> Freeman en Sweeney gaan niet zozeer uit van een duidelijk omschreven theoretisch raamwerk, als wel van een empirische achtergrond voor de vraagstelling: eerder onderzoek rechtvaardigt het vermoeden dat er in de spreekkamer van de huisarts specifieke, maar niet precies omschreven obstakels zijn voor het werken volgens evidence. De beschrijving van de onderzoeksmethode is zeer gedetailleerd. De focusgroepen werden gehouden volgens een beproefde methode, de zogeheten Balint-methode.

- *Is de selectie helder beschreven en theoretisch compleet genoeg om de generaliseerbaarheid van de conceptuele analyse te verzekeren?*

Zoals beschreven bij de uitleg over externe validiteit vindt selectie van de onderzoekspopulatie bij kwalitatief onderzoek meestal niet op dezelfde wijze plaats als bij kwantitatief onderzoek. Algemene richtlijn is dat de samplingstrategie zo gekozen dient te zijn dat de kenmerken die op grond van theoretische overwegingen als relevant kunnen worden beschouwd, aanwezig waren in de onderzochte populatie. Verder dient te zijn aangegeven in wat voor setting het onderzoek werd uitgevoerd: in een ziekenhuis, huisartsenpraktijk, of nog ergens anders. Dit alles met het doel de bruikbaarheid van de resultaten voor andere situaties en contexten te kunnen beoordelen.

> Freeman en Sweeney beschrijven de setting van het onderzoek als volgt: huisartsenpraktijken in gebieden rond drie verschillende algemene streekziekenhuizen, die geen regelmatig onderling contact hadden. De reden om te kiezen voor praktijken die onderling geen contact hadden, was dat daardoor de gegevens betrouwbaarder zouden zijn. Er wordt geen *purposive sampling* beschreven in de zin dat huisartsen of praktijken met bepaalde kenmerken werden geselecteerd om aan het onderzoek mee te doen; de empirische gegevens die als uitgangspunt voor dit onderzoek dienden, gaven daar ook geen aanleiding toe. In principe zouden de onderzoeksresultaten dus voor huisartsen in een vergelijkbare situatie kunnen gelden.

- *Hoe is het veldwerk uitgevoerd? Is het in detail beschreven?*

De ruimte voor en mate van detaillering zal per tijdschrift verschillen: in sociaalwetenschappelijke tijdschriften is hiervoor vaak veel ruimte, in biomedische doorgaans veel minder. Minimaal is van belang dat is weergegeven hoe vaak en hoe lang mensen zijn geïnterviewd, welke situaties zijn geobserveerd en wat daarin de rol van de onderzoeker was. Zo is het bij participerende observaties van belang dat beschreven staat in hoeverre de onderzoeker werkelijk 'meedeed' in de bestudeerde praktijk.

> Freeman en Sweeney geven gedetailleerde informatie over de uitvoering van de gegevensverzameling: tijdens de groepsbijeenkomsten werden bandopnamen gemaakt die geheel werden getranscribeerd. De transcripten werden vervolgens ter goedkeuring aan de deelnemers toegestuurd. In de onderzoeksopzet was ervoor gekozen de focusgroepen meerdere malen bij elkaar te laten komen, in de hoop dat tussen de deelnemende huisartsen een vertrouwensband zou ontstaan. De onderzoekers waren zelf niet aanwezig bij de focusgroepen.

- *Konden de ruwe gegevens (bijvoorbeeld veldwerknotities, transcripten, opnamen) onafhankelijk door anderen worden bekeken; kon het proces van transcriptie onafhankelijk worden bekeken?*

Net als bij kwantitatief onderzoek is de controle op de ruwe gegevens, zoals veldnotities en audio- of videomateriaal, ook bij kwalitatief onderzoek van belang; een goed artikel maakt daarvan melding. De gegevensinvoer (transcriptie, dat wil zeggen letterlijk uittypen, van bijvoorbeeld interviews) in computersystemen zoals MaxQDA, is een apart punt van aandacht – vergelijkbaar met de controle op de gegevensinvoer in SPSS bij kwantitatief onderzoek. Het is belangrijk dat bij elke stap van bewerking de oorspronkelijke gegevens goed opgeslagen worden, omdat het ruwe materiaal steeds toegankelijk moet blijven, zowel voor de onderzoekers zelf als voor een eventuele controle.

> Over deze punten zeggen Freeman en Sweeney niets, behalve het al genoemde punt dat transcripten aan de deelnemende huisartsen werden gestuurd. Impliciet wordt duidelijk dat bij de verwerking van de transcripten geen gebruik is gemaakt van computerprogramma's. Of de transcriptie is gecontroleerd, blijft onduidelijk.

- *Zijn de procedures voor de analyse van gegevens helder beschreven en theoretisch onderbouwd? Is er een verband met de oorspronkelijke vraagstelling? Hoe werden thema's en begrippen uit de gegevens geëxtrapoleerd?*

Om de gepresenteerde resultaten te kunnen beoordelen is het van belang dat een artikel een beschrijving bevat van de manier waarop gegevens zijn gecodeerd en gethematiseerd: gebeurde dat geheel inductief, zoals bij de gefundeerde-theoriebenadering, of vanuit een theoretisch raamwerk? Ook de manier waarop de verschillende geanalyseerde thema's met elkaar in verband zijn gebracht, dient te worden beschreven.

> Freeman en Sweeney beschrijven hun analysemethode als een gefundeerde-theoriebenadering. Daarbij vermelden zij dat zij zich in dit onderzoek niet ten doel hadden gesteld een theorie te genereren op basis van de gevonden gegevens. Waarschijnlijk bedoelen ze hiermee dat het voor hen voldoende was uit de gegevens een aantal losse thema's samen te stellen, maar ze brachten deze thema's vervolgens niet onder in één samenhangende theorie.

- *Is de analyse door meer dan één onderzoeker uitgevoerd om de betrouwbaarheid te garanderen?*

Dit is een eenvoudig criterium, dat doorgaans in de methodeomschrijving is terug te vinden. Als hierover niets staat vermeld, kan men ervan uitgaan dat slechts een van de auteurs de analyse heeft uitgevoerd. Dit maakt het artikel niet meteen waardeloos, maar stelt wel hogere eisen aan de controleerbaarheid van de analyse. Zo zal dan aan de hand van citaten duidelijk moeten worden gemaakt hoe de onderzoeker bij de analyse te werk is gegaan.

> Freeman en Sweeney beschrijven dat beide onderzoekers afzonderlijk een aantal transcripten hebben geanalyseerd. Om de betrouwbaarheid te vergroten hebben zij eerst drie van de transcripten gezamenlijk geanalyseerd. Na de afzonderlijke analyses, waarbij beiden volgens de gefundeerde-theoriemethode werkten, kwamen zij bij elkaar om hun analyses te vergelijken en gemeenschappelijke thema's te vinden.

- *Heeft de onderzoeker expliciet gezocht naar observaties die de analyse zouden hebben kunnen tegenspreken of veranderen?*

Ook dit is een belangrijk criterium dat vermeld zou moeten staan in de methode. De vraag is of de onderzoeker op zoek is geweest naar tegenvoorbeelden, of – om het met de wetenschapsfilosoof Karl Popper te zeggen – geprobeerd heeft zijn analyse te falsificeren. Dit is een van de manieren waarop de verzamelde gegevens in een vroeg stadium de verdere gegevensverzameling kunnen sturen.

> Freeman en Sweeney maken hiervan geen melding. Binnen hun opzet is dit ook logisch, omdat al het materiaal werd verzameld alvorens zij de analyse uitvoerden, en zij tijdens de gegevensverzameling dus niet op zoek konden gaan naar tegenvoorbeelden.

- *Zijn originele gegevens in voldoende mate en systematisch weergegeven in het artikel om ook de sceptische lezer te overtuigen van de relatie tussen de interpretatie en de gegevens?*

Ervan uitgaande dat alle huisartsen sceptische lezers zijn, en niet alleen van kwalitatief onderzoek, is dit een heel belangrijk punt. Kan de lezer zelf lezen wat de geïnterviewden zeiden, zodat hij zijn interpretatie met die van de onderzoeker kan vergelijken?

> In het artikel van Freeman en Sweeney zijn de resultaten weergegeven aan de hand van zes thema's; bij ieder thema zijn vier tot vijf citaten opgenomen die illustratief zijn voor het betreffende thema.

10.4 Tot slot: de waarde van kwalitatief onderzoek voor de praktijk

Welke rol kunnen dergelijke onderzoeksresultaten nu in de praktijk spelen? Bij kwalitatief onderzoek draait het allemaal om inzicht en begrip. Goed uitgevoerd kwalitatief onderzoek laat het onderwerp op zo'n manier spreken dat het tot inzicht leidt in aspecten van de dagelijkse praktijk waar kwantitatief onderzoek minder ver in doordringt. Kwalitatief onderzoek leidt tot meer begrip van het perspectief van anderen (bijvoorbeeld patiënten) op hun ziekten en problemen en op wat daaraan kan worden gedaan. Daarmee geeft kwalitatief onderzoek een soms verrassende 'doorkijk' (een *window-like view*) op een bekend of onbekend terrein.[9]

Dat geldt ook voor de resultaten van Freeman en Sweeney: ten eerste kunnen ze fungeren als een spiegel voor huisartsen die bezig zijn met evidence-based geneeskunde; ze kunnen een huisarts helpen te begrijpen welke grenzen er aan dat streven kunnen zijn. Ten tweede verschaffen de resultaten, vooral in de uitgeschreven vorm van het artikel (niet in de zeer beperkte samenvatting hiervoor) inzicht in mogelijk goede redenen om van evidence af te wijken, bijvoorbeeld de relatie met deze ene patiënt. Ten derde geven de resultaten van kwalitatief onderzoek vaak goed aan welke witte vlekken er nog in onze kennis van een verschijnsel zitten. Ze genereren dus verdere onderzoeksvragen, die soms opnieuw het best met kwalitatieve methoden kunnen worden onderzocht, soms beter met kwantitatieve. Zo zou het artikel van Freeman en Sweeney aanleiding kunnen geven tot onderzoek naar de vraag hoe artsen evidence aan de patiënt overbrengen (te beantwoorden met kwalitatief onderzoek), of naar de vraag hoe vaak het nu voorkomt dat huisartsen vanwege de voorkeur van een patiënt van een standaard afwijken (te beantwoorden met kwantitatief onderzoek).

Literatuur

1. Maso I, Smaling A. Kwalitatief onderzoek: praktijk en theorie. Amsterdam: Boom, 1998.
2. Giacomini MK, Cook DJ. Users guides to the medical literature: XXIII. Qualitative research in health care A. Are the results of the study valid? Evidence-Based Medicine Working Group. JAMA 2000;284:357-62.
3. Hak T. Waarnemingsmethoden in kwalitatief onderzoek. Huisarts Wet 2004;47:502-8.
4. Mays N, Pope C. Rigour and qualitative research. BMJ 1995;311:109-12.
5. Malterud K. Qualitative research: standards, challenges and guidelines. Lancet 2001;358:483-8.
6. Mays N, Pope C. Qualitative research in health care. Assessing quality in qualitative research. BMJ 2000;320:50-2.
7. Richtlijnen voor kwaliteitsborging in gezondheids(zorg)onderzoek: kwalitatief onderzoek. Amsterdam: AmCOGG, 2002. Ook verschenen als: Plochg T, Zwieten M van, editors. Guidelines for quality assurance in health and health care research: Qualitative research. Amsterdam: Qualitative Research Network AMC-UvA, 2002.

8 Freeman AC, Sweeney K. Why general practitioners do not implement evidence: qualitative study. BMJ 2001;323:1100-2 (zie www.bmj.com voor het volledige artikel).
9 Giacomini MK, Cook DJ. Users'guide to the medical literature: xxiii. Qualitative research in health care B. What are the results and how do they help me care for my patients? Evidence-Based Medicine Working Group. JAMA 2000;284:478-82.

11 Meta-etnografie en de synthese van kwalitatief onderzoek

Science is cumulative, and scientists must cumulate scientifically![1]
Sir Iain Chalmers

Prof. dr. E. Vermeire

11.1 Inleiding

In dit hoofdstuk staat de synthese van kwalitatief onderzoek centraal. Om evidence-based beslissingen te nemen in de gezondheidszorg, vooral bij complexe zorgvragen, wordt in toenemende mate een beroep gedaan op evidence uit kwalitatief onderzoek. De confrontatie met het groeiend aantal kwalitatieve studies verplicht de gebruiker om op een kritische wijze deze informatie samen te vatten. Dit 'samenvatten' is de kern van dit hoofdstuk.

De synthese van kwalitatief onderzoek overstijgt echter de 'eenvoudige' samenvatting die alleen beoogt de essentiële elementen uit verschillende onderzoeksrapporten gezamenlijk onder te brengen in een soort overzichtslijst. Een synthese gaat een stuk verder, doordat een synthese streeft naar een dieper inzicht en naar een ruimere context. Een voorbeeld om dit te illustreren. Je wilt weten hoe ouders de geboorte van een gehandicapt kind ervaren. Een zoektocht in de literatuur levert een reeks studies op over verschillende handicaps en in verschillende landen. Je kunt een samenvatting maken door alle gevonden factoren onder te brengen in een lijstje van ervaringen. Mooi, maar wel oppervlakkig! Dit lijstje maakt het niet mogelijk om overeenkomsten en verschillen in voldoende mate te zien tussen verschillende handicaps, tussen verschillende landen, tussen verschillende culturen. Een synthese voert juist wel die complexe vertaalslag uit.

Het maken van dit soort synthesen is echt nieuw binnen de (huisarts)geneeskunde. Antropologen, sociologen, verpleegkundigen en welzijnswerkers zijn al langer hiermee bezig.

In dit hoofdstuk besteed ik eerst aandacht aan de terminologie en aan het verschil tussen de synthese van kwantitatieve en kwalitatieve evidence. Daarna plaats ik beide in een historisch en in een wetenschappelijk perspectief. Ik beschrijf stapsgewijs de theoretische ontwikkeling van meta-etnografie aan de hand van een praktisch voorbeeld. Ook bespreek ik de valkuilen en de gevaren voor vertekening. Ten slotte belicht ik de mogelijke plaats van kwalitatief onderzoek in systematische reviews van de kwantitatieve gerandomiseerde gecontroleerde klinische studies. Volledig is dit hoofdstuk niet, maar het is toch echt meer dan alleen een aperitief.

11.2 Terminologie

In de sociologie paste men de synthese van onderzoeksmateriaal al veel eerder toe dan in de gezondheidszorg. Gene Glass introduceerde al in 1976 meta-analyse in de sociologie. Dit resulteerde in een reeks termen en technieken die nadien werden toegepast in domeinen als de antropologie, de orthopedagogie en de psychologie.[2,3] Het is wellicht nuttig wat bakens uit te zetten en duidelijkheid te scheppen in de veelheid van gebruikte termen.[4] Achter elke term gaan verschillen schuil, wat voor buitenstaanders niet altijd gemakkelijk is te vatten.

Kwantitatief onderzoek

Met de term *review* wordt meestal de 'ouderwetse' *narratieve review* bedoeld: het overzichtsartikel. Het label *systematisch* verwijst naar de systematiek van de methode, waarbij men tracht alle studies terug te vinden die ooit werden uitgevoerd over het bedoelde onderwerp of de gestelde onderzoeksvraag. Omdat in de 'ouderwetse' review de methode niet expliciet wordt weergegeven, is er nauwelijks zicht op waar 'Abraham de mosterd' heeft gehaald. Het is hierbij helemaal niet zeker dat een andere onderzoeker 'dezelfde mosterd' kan vinden. Een *review* heeft vanwege de ongedefinieerde methode een beperkte betrouwbaarheid en geringe implementatiekracht.

Het label 'Cochrane' of 'Campbell' bij een *systematische* review is een keurmerk en refereert naar de gestrengheid in de methodologie en naar peer review. Gestrengheid in de methodologie verwijst aan de ene kant naar de volledige operationalisering van alle aspecten in het onderzoek en de uitgebreidheid en volledigheid van de zoekstrategie, en aan de andere kant naar de beoordeling van de kwaliteit van de studies die worden opgenomen voor bespreking of voor statistische pooling. Een 'strenge' *systematische* review kan daarom andere resultaten opleveren dan een 'minder strenge'.

Meta-analyse verwijst naar de pooling van data. Deze pooling kan statistisch zijn, maar kan ook narratief gebeuren. Statistisch poolen heeft alleen maar zin als de data ver uiteenlopen en de studies niet te heterogeen zijn.

Best-evidence synthesen houden minder rekening met de kwaliteit van de opgenomen studies in de review. Hierbij wisselen pooling van kwantitatieve data en narratieve reviewtechnieken elkaar af.[5] Ten slotte is de ontwikkeling van een aanbeveling of richtlijn ook een vorm van synthese, waarbij naast evidence de consensus van experts wordt verwerkt.

Kwalitatief onderzoek

Voor het samenvoegen van de resultaten van kwalitatief onderzoek gebruikt men een aantal termen door elkaar zoals meta-analyse, metasynthese, metastudie of meta-epidemiologie. Dit komt voornamelijk doordat een aantal auteurs kleine verschillen in de methodologie wil versieren met een eigen term. Sommige kwalitatieve onderzoekers vinden dat de term meta-analyse uitsluitend hoort bij de kwantitatieve onderzoekswereld en gebruiken daarom de term *meta-synthese* voor het samenvoegen van kwalitatief onderzoek. Het is belangrijk om de 'meta' te behouden voor synthesen van kwalitatief onderzoek, omdat men specifieke technieken aanwendt en omdat de nadruk ligt op de interpretatieve meerwaarde, de metawaarde van de synthese, die daarmee het narratieve samenbrengen overstijgt.[5-10] Zo is *meta-etnografie*, die hier verder wordt besproken, een vorm van kwalitatieve meta-analyse of metasynthese.

De veelheid aan termen hoeft niet echt te storen als onderzoekers in de methodesectie van hun rapporten en artikelen maar helder en duidelijk beschrijven hoe het onderzoek echt is uitgevoerd. Dit geldt overigens ook voor kwantitatief onderzoek.

Alle auteurs zijn het erover eens dat een kwalitatieve meta-analyse verschillende vormen kan aannemen, zoals de integratie van de onderzoeksresultaten verzameld met verschillende technieken door eenzelfde onderzoeker of de synthese van onderzoeksresultaten in verschillende studies uitgevoerd door verschillende onderzoekers, bijvoorbeeld de meta-etnografie.[4] Een kwalitatieve meta-analyse genereert nieuwe interpretaties, schrijft een overkoepelend verhaal, of is de vertaling van data door vergelijking van de onderlinge verschillen en overeenkomsten.[4]

11.3 De synthese van kwantitatieve evidence

Vooral sinds de oprichting van Cochrane Collaboration in 1990 zijn de systematische review en de meta-analyse belangrijk geworden in de gezondheidszorg om kritische samenvattingen te maken van evidence uit kwantitatieve studies.[1] De focus lag haast uitsluitend op de effectiviteit van, voornamelijk medicamenteuze, interventies. Sinds enkele jaren verbreedt deze focus zich naar niet-medicamenteuze interventies en naar andere aspecten van zorg. Er deed zich in diezelfde periode ook een andere verbreding voor, namelijk op het vlak van de onderzoeksdesigns opgenomen in systematische reviews. Zo maken onderzoekers behalve systematische reviews van gecontroleerde klinische studies steeds vaker literatuuroverzichten van epidemiologische studies.[11] Een derde verschuiving is vanuit wetenschappelijk-filosofisch standpunt belangrijk. Men houdt steeds minder halsstarrig een hiërarchie van studiedesigns in stand, om de waarde van de opgeleverde evidence te classificeren. Voorheen kenden onderzoekers vrijwel uitsluitend waarde toe aan de gerandomiseerde en gecontroleerde klinische studies. Momenteel erkent men meer dat de meest geschikte studieopzet afhankelijk is van de onderzoeksvraag van het onderzoek. Men erkent tegenwoordig ook dat het koninginnenstuk van het geneeskundig onderzoek, de randomized controlled trial, ongeschikt is voor vele zorgvragen binnen de gezondheidszorg.[4] Epidemiologische studies en kwalitatief onderzoek zijn vaak beter geschikt. Onderzoekers doen in die context steeds vaker een beroep op deze methoden van onderzoek of op een combinatie van kwantitatief en kwalitatief onderzoek (multimethodenonderzoek, mixed-methods).[4]

11.4   De synthese van kwalitatieve evidence

In het afgelopen decennium is het aantal kwalitatieve studies in de gezondheidszorg exponentieel toegenomen. Er bestaat een schril contrast tussen aan de ene kant de geringe aandacht die de synthese van kwalitatieve data krijgt en aan de andere kant de grote inspanningen die onderzoekers leveren om de technieken voor de synthese van kwantitatieve data te ontwikkelen. Daarnaast is er een opvallende ontwikkeling van technieken van evidencesynthese in belangrijke domeinen buiten de gezondheidszorg, met name pedagogie, sociologie, psychologie en antropologie.

Toch bestaat er geen enkel redelijk argument tegen de synthese van kwalitatieve data binnen het medisch domein.[6] In feite bestaan er alleen maar argumenten die pleiten vóór synthese: 1) het toenemende aantal kwalitatieve onderzoeken over gelijksoortige onderwerpen; en 2) de toenemende behoefte om voor complexe zorgvragen de bestaande evidence, verzameld via verschillende studieopzetten, kritisch samen te vatten. Beleidsmakers zijn daarin steeds meer geïnteresseerd. Het antwoord dat er geen evidence bestaat omdat gerandomiseerde gecontroleerde studies ontbreken, voldoet bij complexe zorgvragen niet meer.[5] Een voorbeeld van een complexe zorgvraag is: 'Hoe kan het aantal acute myocardinfarcten bij personen met diabetes type 2 worden gereduceerd?' Deze vraag bestrijkt een veelheid aan zorgdomeinen: medicamenteuze en niet-medicamenteuze interventies, diagnose en follow-up, therapietrouw, leren leven met een chronische ziekte, en de organisatie van zorgtrajecten. Dit is een gigantische uitdaging op methodologisch vlak en een permanente uitdaging voor alle actoren in de gezondheidszorg.[4-6]

De methoden van de kwantitatieve meta-analyse zijn niet toe te passen op kwalitatief materiaal om pragmatische, maar ook om epistemologische redenen.[6] Ten eerste slagen systematische literatuurzoektochten er meestal niet in om alle kwalitatieve studies te vinden, vooral omdat veel kwalitatief onderzoek in boeken wordt gepubliceerd. Ten tweede bestaat er heel wat onenigheid over de betekenis en de inhoud van de kwaliteitsbeoordeling van gepubliceerd kwalitatief onderzoek. Ten slotte kunnen we geen statistische methoden gebruiken om kwalitatieve data te poolen. Er bestaat geen twijfel dat we eigen en aangepaste methoden voor de synthese van kwalitatief onderzoek moeten ontwikkelen.[6] De kwalitatieve synthese is een vorm van herinterpretatie die een toegevoegde waarde geeft bovenop de informatie die een narratieve review biedt. Zelfs al zou je gebruikmaken van systematische reviews die trachten alle bestaande evidence over een bepaalde onderzoekstopic terug te vinden, dan nog bereik je niet het niveau van conceptuele vernieuwing dat het watermerk is van een synthese.[12]

11.5 Meta-etnografie

Noblit en Hare publiceerden in 1988 de theorie en de techniek van de meta-etnografie.[13] De term meta-etnografie is misschien wat ongelukkig gekozen, maar het uitgangspunt van de auteurs – sociologen – was dat etnografie als kwalitatieve onderzoeksmethode enerzijds zeer diepgaande informatie oplevert, en anderzijds zeer weinig kan veralgemeniseren buiten de context van de onderzochte case. Meta-etnografie geeft aan de ene kant de mogelijkheid om een vergelijkende analyse te maken van kwalitatief onderzoeksmateriaal, uit bijvoorbeeld andere settings, en aan de andere kant stelt het de onderzoekers in staat om cumulatief en synthetisch te werk te gaan.[13] De auteurs bieden een stapsgewijs programma aan (tabel 11.1) dat de onderzoeker in staat stelt, in een reeks kwalitatieve studies, overeenkomsten te vinden (reciprocal translation), verschillen te detecteren (refutation) of uitspraken te doen over het geheel (een probleem, een organisatie of een cultuur) en een synthese te maken (lines of argument synthesis).

Britse kwalitatief onderzoekers bliezen enkele jaren geleden deze techniek nieuw leven in.[6,14] Sindsdien passen onderzoekers deze waardevolle en haalbare techniek steeds meer toe.

11.6 De methode van Noblit en Hare

Het is niet eenvoudig om in een tekst duidelijk uit te leggen wat er – op het vlak van interpretaties – gebeurt in een meta-etnografie. Hieronder volgt een poging om de zeven stappen van Noblit en Hare te verduidelijken en de bestaande variaties op deze methode uit te leggen.

Tabel 11.1	De stappen in Noblit and Hare's meta-etnografie.
1	Vertrekpunt
2	Relevantie van de studies
3	Lectuur van de studies
4	De onderlinge relatie van de studies bepalen
5	Vertaling
6	Synthese van de vertalingen
7	Presentatie van de resultaten van de synthese

1 *Vertrekpunt*. De onderzoeker beslist of kwalitatieve evidence een antwoord kan geven op de onderzoeksvraag.
2 *Relevantie van de studies*. Een meta-etnografie moet een beperkte scope hebben om te vermijden dat onderzoekers grove veralgemeniseringen maken binnen verschillende domeinen, zoals gebeurt bij narratieve reviews. Zo is bijvoorbeeld de vraag naar problemen bij therapietrouw bij chronisch zieken een veel te breed en heterogeen domein. De vraag naar obstakels bij therapietrouw aan levensstijlaanpassingen bij personen met diabetes type 2 is daarom een beter te onderzoeken alternatief. Deze fase eindigt met de inclusie van de studies voor het meta-etnografisch proces.

Noblit en Hare laten grotendeels de vraag open op welke manier onderzoekers studies selecteren en includeren in de meta-etnografie. Meestal selecteren onderzoekers de studies doelgericht: ze moeten dezelfde topic bestuderen en zo mogelijk dezelfde onderzoeksvragen trachten te beantwoorden. Dit is ook nodig omdat onderzoekers op een systematische manier in alle relevante literatuurbronnen zoeken. Overigens slagen systematische en elektronische literatuurzoektochten er meestal niet in om alle kwalitatieve studies te vinden, vooral omdat veel onderzoekers kwalitatief onderzoek in boeken publiceren. Hoewel voor de kwaliteitsbeoordeling van te includeren artikelen geen overeenstemming bestaat in de literatuur,[15] beslissen de onderzoekers bij voorkeur vooraf in het onderzoeksprotocol welke criteria zij hanteren in de meta-etnografie.

3 *Lectuur van de studies*. De onderzoeker leest de studies zorgvuldig om de kernconcepten te ontdekken. Dit is echter geen eenmalige activiteit; naarmate de synthese vordert, herleest de onderzoeker de studies om de relevante uitspraken – door Noblit en Hare metaforen genoemd – en interpretaties te toetsen. Bovendien kan het nuttig zijn om gegevens te noteren over de setting en de deelnemers, omdat deze deel uitmaken van de context van de interpretaties in een bepaalde studie.
4 *De onderlinge relatie van de studies bepalen*. De onderzoeker maakt lijsten van kernmetaforen, zinnen, ideeën en/of concepten en hun verbanden; hij legt ze naast elkaar en vergelijkt deze binnen en tussen de verschillende studies. Deze fase eindigt, wanneer de onderzoeker zich een idee heeft gevormd over de relatie tussen de verschillende studies. Om het overzicht te bewaren kan de onderzoeker een *rooster* opstellen met verticaal de verschillende studies en horizontaal de relevante gegevens over setting, deelnemers en kernconcepten, zoals beschreven in elke studie.
5 *Vertaling*. Een 'vertaling' houdt in dat de onderzoeker alle studies als gelijkwaardig behandelt. De onderzoeker vergelijkt de centrale metaforen en/of thema's met andere concepten in dezelfde studie (analyse in context), terwijl hij deze ook vergelijkt met concepten in andere studies. Het is een cyclisch proces (zie figuur 11.1) van coderen en hercoderen in de context. Aan het einde van deze fase wordt het duidelijk dat elk concept in elke studie

vervat ligt in een van de kernconcepten in het rooster. Elk kernconcept is dus als het ware de vertaling van de concepten zoals ze voorkomen in de studies.

Bij het vinden van verschillen tussen de studies onderling is het van belang te onderzoeken of deze verklaard worden door een andere methode (de wijze van dataverzameling, de data-analysetechniek), een verschil in samenstelling van de steekproef, of door de kwaliteit van de rapportering. De onderzoeker reflecteert steeds weer en brengt voortdurend elementen in kaart om de weg te vinden naar de best mogelijke synthese (charting, mapping).

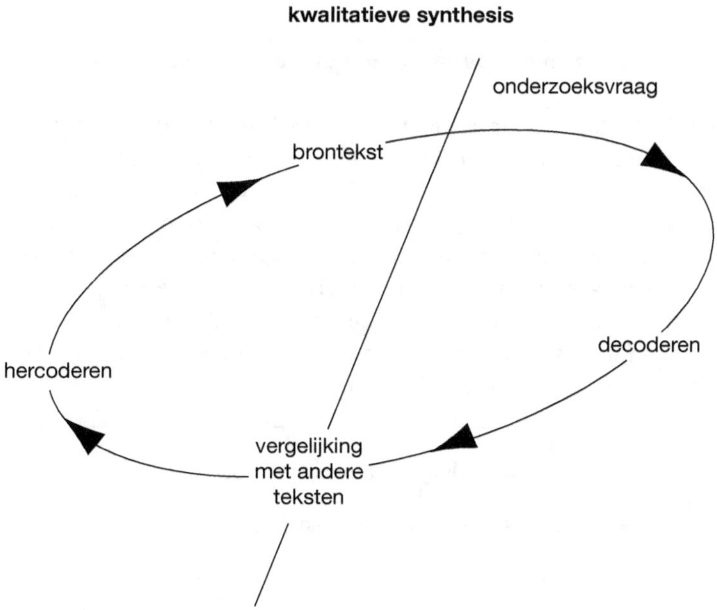

kwalitatieve synthesis

onderzoeksvraag
brontekst
decoderen
hercoderen
vergelijking met andere teksten

Figuur 11.1
De analysespiraal bij kwalitatief onderzoek.

6 *Synthese van de vertalingen*. De vertalingen, kernconcepten met inhouden, zijn het eerste niveau van de meta-etnografische synthese. De onderzoeker vergelijkt de verschillende vertalingen met elkaar om te onderzoeken of deze thema's in andere studies voorkomen. Als dit het geval is dan kan een tweede niveau van synthese starten: de analyse van concurrerende interpretaties en de onderlinge relatie van deze interpretaties. Op deze manier ziet men gelijkenissen en tegenstellingen, en kan een synthese ontstaan die het geheel omvat en toch de onderlinge relaties weergeeft.

7 *De presentatie van de resultaten van de synthese*. De onderzoeker moet een meta-etnografie 'vertalen' in de 'taal' van de doelgroep. Dit betekent dat de vorm en de aard van de metaforen aangepast moeten zijn aan het doelpubliek. Naargelang de doelgroep patiënten of zorgverleners zijn, zal de

onderzoeker de synthese anders presenteren. Zo zullen zorgverleners wellicht vooral geïnteresseerd zijn in praktische toepassingen voor de dagelijkse praktijk.

De kernboodschap bij dit stappenplan is dat het meta-etnografisch proces geen puur mechanistische activiteit is, maar vooral een keten – een cyclus – van interpretaties die tracht te komen tot een dieper en meer omvattend inzicht in het onderzoeksdomein (zie figuur 11.2). Meta-etnografie is meer een interpretatieve synthese dan de verzameling of de gestructureerde opsomming van resultaten.

11.7 Aanpassingen en toepassingen van de meta-etnografie

De toepassing van de methode van Noblit en Hare heeft gaandeweg, door de ervaren problemen en ook in specifieke omstandigheden geleid tot aanpassingen. Zo hebben Britten et al.[6,14] het begrip eerste-, tweede- en derde-orde-interpretaties ingevoerd bij het opstellen van het rooster (stap 4). De interpretaties van de eerste orde vertolken de manier waarop de onderzoekspersonen de zaken in dagelijkse taal uitdrukken. De interpretatie van de tweede orde is die van de onderzoekers, en uiteindelijk vormen de derde-orde-interpretaties de taal van de synthese.[6] Op deze manier brengen Britten et al. de vertaalstappen duidelijker in kaart (figuur 11.2).

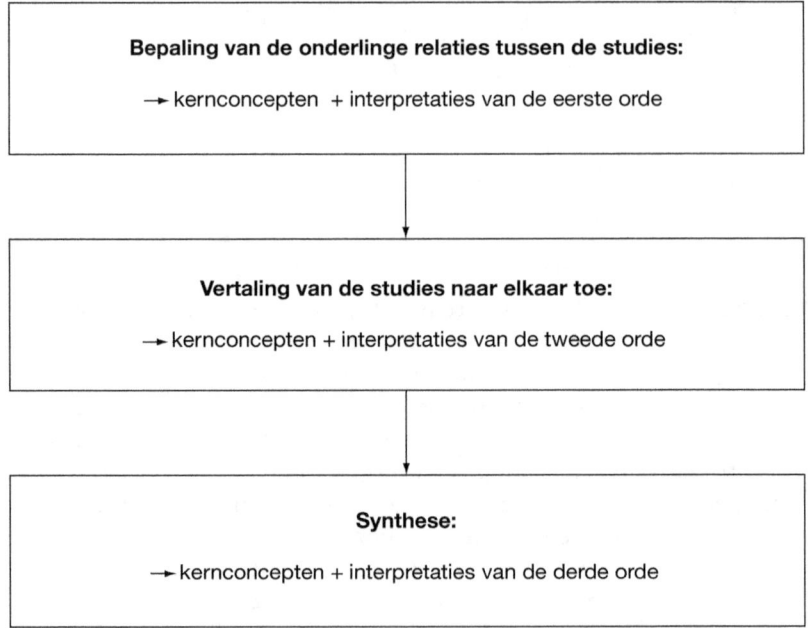

Figuur 11.2
Een vereenvoudigde schematische voorstelling van de meta-etnografische vertalingen.

We verduidelijken dit aan de hand van een voorbeeld. De eerste-orde-interpretaties zijn de primaire data; dat wil zeggen datgene wat personen als antwoord formuleerden in bijvoorbeeld een interview. Zo kunnen personen aan wie gevraagd wordt waarop ze letten bij het afhalen van voorgeschreven geneesmiddelen bij de apotheker, antwoorden: 'Ik let wel erg op de prijs van geneesmiddelen' of 'Ik kan niet alle geneesmiddelen kopen die de arts mij voorschrijft' of 'Ik koop alleen de belangrijkste geneesmiddelen'. De onderzoekers interpreteren deze uitspraken en bouwen een hypothese of een theorie op. Vervolgens gaat de onderzoeker verder naar tweede-orde-interpretaties, zoals: 'Patiënten wegen de voor- en nadelen, de cost-benefit van geneesmiddelen af.' Als deze elementen voorkomen in verschillende studies, kunnen de onderzoekers bij het uitvoeren van een synthese komen tot derde-orde-interpretaties. Een voorbeeld van zo'n derde-orde-interpretatie is: 'Patiënten ontwikkelen copingstrategieën voor de aankoop van voorgeschreven geneesmiddelen: zij wegen de voor- en nadelen af, de kostprijs en de door hen ervaren voordelen van de behandeling.' De onderzoekers komen tot een theorie die in de verschillende studies als gemeenschappelijk naar voren komt.

Andere auteurs, zoals de onderzoeksgroep rond Mary Dixon-Woods, stellen dat meta-etnografie geschikt is om gegevens van studies met een verschillend design te synthetiseren.[16,17] Deze interpretatieve methodologie is volgens hen niet beperkt tot het synthetiseren van vergelijkbare, kwalitatieve studies, maar kan ook worden toegepast om informatie te synthetiseren uit kwantitatieve studies, kwalitatieve studies, grijze literatuur en rapporten van professionele experts.[16,17]

Boeiend is de stelling dat er voldoende argumenten zijn om met meta-etnografie om te gaan, zoals met kwalitatief onderzoek, vooral dat je in plaats van systematisch de literatuur te doorzoeken, doorgaat met verzamelen van literatuur voor de synthese tot 'verzadiging' (datasaturatie) is bereikt.[17]

Het is ook goed om te weten dat er behalve meta-etnografie technieken bestaan onder vele termen: meta-sociology, meta-theorizing, en meta-study.[10] Sandelowski leverde een eigen bijdrage met haar methodologie van de *qualitative metasynthesis*.[10] Recent voegde Trisha Greenhalgh de *meta-narrative review* toe aan de rij van technieken van kwalitatieve systematische reviews.[18] Volgens haar heeft een complexe vraag talrijke onderdelen (sociologisch, psychologisch, epidemiologisch, organisatorisch, historisch, enzovoort) die elk hun eigen literatuur meenemen, die ze verhaallijnen noemt. In de synthese brengt de onderzoeker deze verhaallijnen in kaart en tekent hun onderlinge relatie.[18]

11.8 Valkuilen

Elke methode of techniek kent valkuilen of houdt gevaren in. Bij meta-etnografie dreigt het gevaar dat je op den duur niet meer weet waarmee je bezig bent. Meta-etnografie is een dynamisch proces, eerder een circulair dan een rechtlijnig proces: de beschrijving van de uitgevoerde methode – het stappenplan – en het vasthouden aan de methode zijn essentieel voor het welslagen. Ook voor de rapportage is de exacte beschrijving van het verloop van essentieel belang.

Een tweede gevaar is dat individuele observaties van de oorspronkelijke auteurs of van onderzoekspersonen totaal verloren gaan in de synthese. Hetzelfde geldt voor doorslaggevende nuances. De onderzoekers die de synthese maken, moeten voor ogen houden dat het uiteindelijke doel van een synthese het creëren van een meerwaarde is, de creatie van een dieper inzicht.

Ten derde schuilt er gevaar in het feit dat de onderzoekers bij een meta-etnografie meestal alleen werken met gepubliceerd materiaal, een bias die wellicht verdwijnt door een voldoende groot aantal studies op te nemen. Voor het optimale aantal studies dat noodzakelijk is in een meta-etnografie bestaan echter geen richtlijnen.

Ten slotte is een belangrijke valkuil de factor tijd. Het is eigen aan zowel kwantitatieve als kwalitatieve synthesen dat deze erg tijdrovend zijn en een goed team onderzoekers vragen, waarin veel overleg nodig is.

11.9 Een praktisch voorbeeld van meta-etnografie

In 1998 voerden we een kwalitatief onderzoek uit door met behulp van focusgroepen[19] te vragen naar de problemen die type-2-diabetespatiënten ervaren wanneer ze worden geconfronteerd met de diagnose. Ook onderzochten we problemen met de therapietrouw en de manier waarop patiënten hierover communiceerden (tabel 11.2).[20] Het onderzoek ging met name over therapietrouw en over de gezondheidsopvattingen. Dit onderzoek genereerde na een primaire analyse met de grounded theory techniek[21,22] een reeks thema's (tabel 11.3). De presentatie van de thema's op een congres van de European General Practice Research Network[23] leidde tot Eurobstacle. Eurobstacle is een Europese studie over 'obstacles to adhering to treatment recommendations' met als doel het onderzoek in Vlaanderen in zes andere landen – Frankrijk, Verenigd Koninkrijk, Nederland, Kroatië, Slovenië, Estland – te herhalen door gebruik te maken van dezelfde dataverzameltechniek (focusgroepen), dezelfde vragen, en dezelfde analysetechniek (grounded theory). In dit Europese project onderzochten we of de obstakels voor therapietrouw dezelfde waren en of het gezondheidszorgsysteem hierop invloed had.

Tabel 11.2	Vragen die aan de deelnemers van de focusgroepen werden gesteld.

1. Hoe ging u om met de diagnose van diabetes? In welke zin heeft diabetes uw leven veranderd?
2. Diabetes is een chronische ziekte die behandeld wordt met dieet, orale medicatie of insuline. Welke behandeling volgt u?
3. Uw arts heeft waarschijnlijk beslist welke behandeling u krijgt. Hoe staat u tegenover zijn beslissing?
4. Wijzigt u uw behandeling soms? Waarom doet u dat en praat u er met iemand over?

Tabel 11.3	Thema's en subthema's van de focusgroepen (Antwerpse studie)

Kennis over de ziekte

geringe kennis

Informatie door de arts

onvolledige en tegenstrijdige informatie
onzekerheid of de arts de richtlijnen voor diabetesbehandeling naleeft

Arts-patiëntrelatie

weinig aandacht voor de opvattingen van de patiënt over ziekte en gezondheid
weinig aandacht voor de opvattingen van de patiënt over geneeskunde en geneesmiddelen
paternalisme
wisselende tolerantie van de arts
inconsistentie bij follow-up
angst van de patiënt om te praten over therapietrouw

Lichaamsbewustzijn

zelfregulatievoeling willen blijven hebben met het eigen lichaam observatie van het functioneren van het lichaam zonder behandeling

Therapietrouw

onzichtbare evolutie van de ziekte
onzichtbare effecten van de behandeling
weinig aanmoediging
complexiteit van de behandeling
insuline: een belangrijk keerpunt
therapietrouw is het verliezen van de controle over het eigen lichaam

We trainden de onderzoekers in de focusgroeptechniek en de grounded theory analyse. De primaire analyse gebeurde in elk land afzonderlijk in de eigen taal. Aan het einde van deze analyse werden we geconfronteerd met verschillende problemen, zoals: zes verschillende talen, verschillende culturen, de vertaling van codes en thema's naar het Engels (verlies van inhoud) en zeven rapporten over de primaire analyse in elk land.

De bedoeling van dit project was niet een samenvattende lijst te maken van thema's uit de verschillende landen, maar om een dieper inzicht te verwerven en te komen tot een conceptuele ontwikkeling die verder reikte dan mogelijk is in de individuele studies. Daarom namen we de beslissing een kwalitatieve meta-analyse uit te voeren door middel van meta-etnografie.

De meta-etnografie van het Eurobstacle-project verschilt in die zin van de methode van Noblit en Hare dat wij niet uitgingen van gepubliceerde artikelen, maar van zeven rapporten van parallelle focusgroepen in verschillende landen. We betrokken de onderzoekers nauw bij het meta-etnografisch proces. Door deze betrokkenheid verliepen de vertalingen eenvoudiger. Ook had dit een gunstige weerslag op de betrouwbaarheid, omdat het vertalingproces gecontroleerd werd door de onderzoekers en doordat we konden terugkeren naar de oorspronkelijke transcripten van de focusgroepenteksten. Hierdoor bleven de contexten (taal, cultuur en gezondheidszorgsysteem) intact.

We voerden 39 focusgroepen met in totaal 247 deelnemers uit in zeven Europese landen. De eerste analyse gebeurde in elk land afzonderlijk en leverde thema's op met illustratieve tekstfragmenten (interpretaties van de eerste orde). Opvallend was de grote gelijkenis in codes en thema's die uit de primaire analyse ontstonden. Tabel 11.4 toont de kernthema's van het meta-etnografisch proces met de interpretaties van de tweede orde voor elk land. Wanneer de onderzoekers geen relevante data vonden, lieten ze de cellen blanco. In tabel 11.5 staan de kernthema's en de interpretaties van de derde orde als het resultaat van de meta-etnografische synthese. De kernthema's of de sleutelmetaforen volgens de terminologie van Noblit en Hare zijn het *verloop van diabetes, informatie, persoon en context, de relatie met de zorgverlener* en *het lichaamsbewustzijn*. Deze thema's zijn wellicht de sleutel tot een beter begrip van de problemen met de therapietrouw bij personen met diabetes type 2. Bovendien illustreert dit voorbeeld de stappen in de meta-etnografie en toont er de meerwaarde van aan.

Tabel 11.4	Kernthema's en tweede-orde-interpretaties in twee van de zeven landen	
	België	*Verenigd Koninkrijk*
Het verloop van diabetes	Onzichtbare evolutie.	Lichte diabetes is een probleem, een risicofactor, de stille doder. Echte diabetes is een ziekte met complicaties of behandeld met insuline.
Informatie	Patiënten: zwakke kennis van de ziekte. Artsen: onvolledige en zelfs tegenstrijdige informatie. Onzekerheid over trouw van artsen aan diabetesrichtlijnen. Behoefte aan informatie op maat van de patiënt.	Complex, niet transparant.
Persoon en context	Sociale context is 'schadelijk' voor trouw aan dieet.	De patiënten die het meest geschokt zijn door de diagnose, hebben de meeste steun nodig. Personen die in het algemeen een gezonde levensstijl al niet zo belangrijk vinden, hebben de meeste problemen. Therapietrouw betekent in het geval van een chronische ziekte ermee kunnen leven en niet de ziekte ontkennen. Ondersteuning geeft meer vertrouwen. Eigen creatieve oplossingen zijn toegelaten. Continue sociale ondersteuning of controle heeft eerder een negatief effect.
Zorgverlener	Kritiek leveren op patiënten bij slechte controle van de ziekte. Onvoldoende tijd om te luisteren naar patiënten. Gezondheidsopvattingen van patiënten worden niet bevraagd. Behandeling wordt niet aangepast aan de patiënt. Betere en meer aangepaste communicatie met verpleegkundigen. Artsen geven het wel eens op, zodat hun inspanningen naar de patiënt toe verminderen.	Het hangt ervan af waar je woont. De verwijzing naar specialistische zorg hangt echt af van de stad waarin je woont.
Lichaamsbewustzijn	Onzichtbare behandeleffecten. Zelfregulatie betekent contact houden met het lichaam. Belangrijk is te observeren hoe het lichaam functioneert zonder behandeling.	-

Tabel 11.5 Synthese, met kernthema's en derde-orde-interpretaties.

Kernthema's	Interpretaties van de derde orde
Het verloop van diabetes	Diabetes is een 'probleem', wanneer er zich complicaties voordoen, dan wordt het een 'ziekte'.
Informatie	Therapieontrouw wordt in hoge mate bepaald door het gebrek aan of onduidelijke informatie.
Persoon en context	Goed kunnen leven met diabetes hangt af van sociale ondersteuning, attitude tegenover een gezonde levensstijl en gezondheidsopvattingen.
Zorgverlener	Tast de gezondheidsopvattingen niet af, snijdt de behandeling niet toe op de patiënt.
Lichaamsbewustzijn	De behandelingseffecten zijn niet waarneembaar. Zelfregulatie betekent contact houden met het lichaam om te kijken hoe het lichaam functioneert zonder de behandeling.

11.10 Kwalitatief onderzoek in systematische reviews van RCT's

Een groot aantal onderzoeksthema's kunnen we alleen onderzoeken door gebruik te maken van verschillende onderzoeksperspectieven. Aan de ene kant leidt elk perspectief de onderzoeker naar het meest geschikte onderzoeksparadigma, en aan de andere kant zijn deze paradigmata complementair aan elkaar doordat ze verschillende perspectieven bestrijken.

Vanuit dit oogpunt kan kwalitatief onderzoek worden beschouwd als een integrerend deel van een systematische review van kwantitatieve studies. Kwalitatief onderzoek kan een rol spelen bij een systematische review vanaf de vraagstelling tot en met het helpen verklaren van de heterogeniteit van de resultaten. De oprichting van de Cochrane Qualitative Research Methods Group is hierbij een belangrijke steun.[24] Bovendien kan kwalitatief onderzoek een toegevoegde waarde betekenen om besluiten en aanbevelingen van een review te formuleren. De integratie van evidence uit verschillende onderzoeksdesigns vormt een belangrijke methodologische uitdaging voor de toekomst. We kunnen immers evidence based gezondheidszorg alleen voldoende onderbouwen met evidence uit verschillende studiedesigns. We hebben gepaste antwoorden nodig om de gezondheid beter te kunnen begrijpen.

11.11 Besluit

Meta-etnografie maakt een synthese van interpretaties, die de kern uitmaken van het kwalitatief onderzoek, terwijl een kwantitatieve meta-analyse een synthese maakt van cijfermatige data. Meta-etnografie is een boeiende en haalbare techniek. Op deze manier ontstaat een breder overzicht en een dieper inzicht dan uit de individuele studies alleen. Meta-etnografie draagt bij tot een evidence-based inzicht, bijvoorbeeld in het domein van de gezondheidsopvattingen van patiënten, therapietrouw en leven met een chronische ziekte. Bovendien is het een methode die het toelaat om antwoorden te formuleren op complexe zorgvragen vanuit diverse studiedesigns.

Literatuur

1 Chalmers I, Hedges L, Cooper H. A brief history of research synthesis. Evaluation and the Health Professionals 2002;25:12-37.
2 Glass GV, Smith ML, McGaw B. Meta-analysis in social research. Beverly Hills, CA: Sage, 1981.
3 Glass GV. Meta-analysis at 25 (http://glass.ed.asu/gene/papers/meta25.html).
4 Vermeire E. The study of research evidence synthesis, applied to adherence to treatment recommendations in people living with type 2 diabetes. Proefschrift. Antwerpen: University of Antwerp, Faculty of Medicine, 2005.
5 Davies Ph. The Magenta Book. Guidance notes for policy evaluation and analysis. Londen: Government Chie Social Researcher's Office. Prime Minister's Strategy Unit. Cabinet Office, 2003.
6 Britten N, Campbell R, Pope C, Donovan J, Morgan M, Pill R. Using meta-ethnography to synthesise qualitative research: a worked example. J Health Serv Res Policy 2002;7(4): 209-15.
7 Vermeire E. Synthese als permanente uitdaging (Editoriaal). Minerva 2003;2(3):38-9.
8 Popay J, Rogers A, Williams G. Rationale and standards for the systematic review of qualitative literature in health services research. Qualitative Health Research 1998;8(3)-:341-51.
9 Sandelowski M, Docherty S, Emden C. Focus on qualitative methods. Qualitative metasynthesis: issues and techniques. Research in Nursing and Health 1997;20(4):365-71.
10 Paterson BL, Thorne SE, Canam C, Jillings C. Meta-study of qualitative health research. A practical guide to meta-analysis and meta-synthesis. Thousand Oaks, California: Sage Publications, 2001.
11 Stroup DF, Berlin JA, Morton SC, et al. Meta-analysis of observational studies in epidemiology: a proposal for reporting. Meta-analsysis Of Observational Studies in Epidemiology (MOOSE) group. JAMA 2000;283(15):2008-12.
12 Strike K, Posner G. Types of syntheses and their criteria. In: Ward S, Reed L, eds. Knowledge structure and use. Philadelphia: Temple University Press, 1983.
13 Noblit GW, Hare RD. Meta-ethnography: synthesizing qualitative studies. Qualitative research methods series 11. Newbury Park: Sage, 1988.

14 Campbell R, Pound P, Pope C, Britten N, Morgan M, Donovan J. Evaluating meta-ethnography: a synthesis of qualitative research on lay experiences of diabetes and diabetes care. Soc Sci Med 2003;56:671-84.
15 Harden A, Garcia J, Oliver S, Rees R, Shepherd J, Brunton G, Oakley A. Applying systematic review methods to studies of people's views: an example from public health research. J Epidemiol Community Health 2004;58:794-800.
16 Dixon-Woods M, Olsen R, Annandal E, et al. Access to health care by vulnerable groups: A meta-ethnographic literature review (www.hs.le.ac.uk/research/qualquan/sdosummary.htm).
17 Dixon-Woods M, Bonas S, Roberts K, et al. A structured review and meta-ethnography of qualitative and quantitative evidence in patient satisfaction in primary care (www.hs.le.ac.uk/research/qualquan/patientsatisfaction.htm).
18 Greenhalgh T, Robert G, Macfarlane F, Bate P, Kyriakidou O, Peacock R. Storylines of research in diffusion of innovation: a meta-narrative approach to systematic review. Soc Sci med 2005;61(2):417-30.
19 Krueger RA. Focus groups: a practical guide for applied research. Newbury Park, CA: Sage Publications, 1988.
20 Vermeire E, Van Royen P, Coenen S, Wens J, Denekens J. The adherence of type 2 diabetes patients to their therapeutic regimens: a qualitative study from the patient's perspective. Pract Diab Int 2003;20(6):209-14.
21 Creswell JW. Qualitative inquiry and research design. Thousand Oaks, CA: Sage, 1988.
22 Flick U, von Kardorff E, Steinke I (eds). A companion to qualitative research. Londen: Sage Publications, 2004.
23 European General Practice Research Network http://www.egprn.org
24 Cochrane Qualitative Research Methods Group (http://mysite.wanadoo-members.co.uk/Cochrane_Qual_Method/convenors.htm

12 Multimethodenonderzoek

Jeffrey M. Borkan, MD, PhD, Roberta Goldman, PhD, Kathleen A. Culhane-Pera, MD, MA

12.1 Inleiding

Multimethodenonderzoek (mixed methods research) verwijst naar onderzoeken of vraagstellingen waarbij een of meer kwalitatieve en kwantitatieve technieken voor gegevensverzameling en -analyse worden geïntegreerd. Het voordeel van multimethodenonderzoek is dat de onderzoeker de kracht van kwalitatief onderzoek en de kracht van kwantitatief onderzoek kan combineren, waardoor hij tot een meer holistische, valide en robuuste beschrijving van het onderzoeksprobleem komt.

12.2 Verschillen kwantitatief en kwalitatief onderzoek

Kwalitatieve en kwantitatieve onderzoeksstromingen stammen uit verschillende tradities en disciplines en zijn gebaseerd op sterk verschillende aannamen. Zoals we in tabel 12.1 en 12.2 beschrijven, bestaat er een dichotomie tussen kwantitatief en kwalitatief onderzoek, die al begint bij de doelstellingen van het onderzoek. In kwantitatief onderzoek is men vaak op zoek naar het 'wat', 'hoe veel', 'in welke mate' en 'wanneer', terwijl kwalitatief onderzoek zich richt op de interpretatie van het 'waarom', 'hoe', 'welke ervaringen maken mensen door' en 'wat betekent dit'. Deze twee verschillende vormen van onderzoek verschillen in het gebruik van terminologieën (mathematisch versus naturalistisch) en van methoden van gegevensverzameling en -analyse. Elk van beide onderzoeksvormen heeft zijn sterke punten: kwantitatieve methoden geven generaliseerbare en objectieve resultaten, terwijl kwalitatieve onderzoeken de subjectieve realiteit weergeven.

Kwantitatief onderzoek is reductionistisch en probeert variabelen te identificeren en te kwantificeren. Het doel hiervan is causale relaties te ontdekken en resultaten uit een kleine steekproef te generaliseren naar een grotere populatie. Kwantitatief onderzoek is inductief en test theorieën door nulhypothesen te bevestigen of te weerleggen. Hierbij maken onderzoekers gebruik van gestandaardiseerde instrumenten, gestructureerde vragenlijsten of biologische markers voor het kwantificeren van gegevens. Het is belangrijk dat grote steekproeven populaties vertegenwoordigen en dat resultaten generaliseerbaar zijn voor andere steekproeven of populaties. De analyses zijn lineair. Vragen die zich hierbij voordoen worden naar volgend onderzoek verwezen. Onderzoekers beoordelen dit soort onderzoeken op basis van validiteits- en betrouwbaarheidscriteria.

Tabel 12.1	Prevalente ideologie van dichotome paradigmata.
kwantitatief	kwalitatief
universeel	lokaal
één werkelijkheid	meervoudige werkelijkheden
objectief	subjectief
onpersoonlijk	persoonlijk
generaliseerbaar	situatiespecifiek
testen	ontdekken
reductionistisch	holistisch

Tabel 12.2	Vergelijking van kwalitatieve en kwantitatieve onderzoekstechnieken.		
	kwantitatief	*kwalitatief*	
doelstellingen	ontdekken van objectieve resultaten	beschrijving en interpretatie van lokale realiteiten	
	ontdekken van wat, wanneer, hoe veel en causatie	interpretatie van waarom, hoe, betekenis en ervaring	
theorie	positivistisch	relativistisch	
dominante disciplines	epidemiologie, sociologie, basiswetenschappen, psychologie	antropologie	
model van redenering	lineair reductionistisch inductief	herhalend (recursief) holistisch deductief	

	kwantitatief	*kwalitatief*
onderzoekseenheid	meetbare fenomenen	ervaren werkelijkheid
soorten gegevensverzameling	metingen gestructureerde enquêtes of vragenlijsten	participerende observatie openvragenlijsten lange individuele vraaggesprekken
	gestandaardiseerde instrumenten	vraaggesprekken met focusgroepen
	biologische markers	
methoden	enkelvoudig of meervoudig	meervoudig, triangulatie
steekproefomvang	meestal groot	meestal klein
steekproeftechniek	statistisch vooraf bepaalde power analyse, doelgerichte selectie, randomisatie ter identificering van informatieve, rijke casus en voortgang tot 'verzadiging' van gegevens	
gegevensanalyse	inferentiële statistieken beschrijvende statistieken	interpretatief quasistatistisch
betrouwbaarheid	statistisch bepaald (p-waarden, betrouwbaarheidsintervallen) en reproduceerbaarheid	op basis van transparantie voor reproduceerbaarheid
validiteit (conclusies correct afgeleid uit vooronderstellingen)	niet-contextueel gebaseerd	contextueel gebaseerd op volledigheid, aannemelijkheid, illustrativiteit (vaak hoog)
generaliseerbaarheid	hoog	vaak laag
taal	mathematisch	naturalistisch
rol van onderzoeker	afstandelijk – onderdeel van het proces	intrinsiek betrokken onderdeel van het niet-erkend proces onderzoeksinstrument

	kwantitatief	*kwalitatief*
	bias niet erkend	biases erkend
pluspunten	gemakkelijker te beoordelen/ reproduceren generaliseerbaar voor andere populaties	diepgaande inzichten, onverwachte inzichten gegrond in ervaringen en realiteit van personen

Kwalitatief onderzoek is daarentegen holistischer van aard en probeert de ervaringen van personen te achterhalen en de betekenis van ziekte in de complexiteit van alledag vast te leggen. Kwalitatief onderzoek is deductief en bouwt een theorie op vanuit de gegevens over de ervaringen van mensen. Kwalitatieve methoden bieden veel mogelijkheden voor de verkenning van nieuwe onderwerpen of het bekend raken met een nieuw gebied. Ze kunnen tevens helpen bij het uitwerken van theorieën.[1] Kwalitatieve gegevensverzamelingsmethoden, zoals interviews, focusgroepen of participerende observatie, maken het mogelijk om ervaring of gedrag van individuen of een kleine groep personen uit te diepen. Kwalitatieve onderzoekers beschouwen de onderzoekssubjecten vaak als deelnemers en ze gebruiken inzichten en ideeën van deze deelnemers voor de analyses. De meeste steekproeven zijn klein. De analyse van kwalitatief onderzoek is cyclisch. De informatie kan afkomstig zijn uit verschillende dataverzamelmethoden.

12.3 Onderzoek met gemengde methoden

Een combinatie van kwalitatieve en kwantitatieve methoden geeft veel extra mogelijkheden. De combinatie helpt bij het ontdekken en testen van hypothesen en geeft nieuwe inzichten. Tevens biedt het de onderzoeker de kans om vanuit het gezichtspunt van zowel aantallen als verhalen praktijk- en beleidsgerichte vragen aan te pakken. Multimethodenonderzoek maakt beschrijving van uiteenlopende meningen mogelijk en voegt detail en nauwkeurigheid toe aan de resultaten. Kwalitatieve methoden worden in de gezondheidszorg vaak in verkennende (hypothesevorming) onderzoeksfasen gebruikt.[2] Dikwijls wordt deze verkennende fase achterwege gelaten bij de ontwikkeling van vragenlijsten, waardoor de validiteit van deze vragenlijsten twijfelachtig is. Onderzoekers gebruiken kwalitatieve gegevensverzameling ook om de verhalen van personen of hun ervaringen te achterhalen. Bovendien geeft het vaak aanvullende informatie bij kwantitatieve resultaten. Terwijl kwantitatieve methoden vooral nuttig zijn voor het ontdekken en samenvatten van de variatie in kenmerken, zijn kwalitatieve methoden erg geschikt voor het krijgen van inzicht in de processen en gebeurtenissen die tot deze variatie leiden.[3] Hierbij heeft kwalitatief onderzoek als belangrijk voordeel dat *onverwachte inzichten* aan het licht kunnen komen. Dit is een belangrijk punt, omdat in kwantitatief onderzoek de onderzoeker alleen conclusies kan trekken over datgene wat hij of zij onderzoekt (men 'ziet' alleen datgene waarnaar men 'kijkt'). In kwalitatief onderzoek kan de onderzoeker juist de blik verruimen tot onderwerpen die nooit eerder aan bod kwamen.

Multimethodenonderzoek geeft dus extra 'hulpmiddelen' (tabel 12.3). Daarnaast biedt het de kans om onderzoekstradities te combineren en biedt het de onderzoeker aanvullende inzichten. Het resultaat is dan ook meer dan een simpele optelsom van enkelvoudige technieken: de resultaten overstijgen vaak de afzonderlijke methoden en disciplines. 'Deze onderzoeksvorm beslaat meer dan het eenvoudigweg verzamelen van zowel kwantitatieve als kwalitatieve gegevens: multimethodenonderzoek integreert gegevens.'[4]

Tabel 12.3 Onderzoeksmiddelen.

De soorten methoden van gegevensverzameling

Wie iets wil 'vatten', heeft vijf keuzen, zoals de vingers aan een hand:

Kwantitatief:

1 meting (biologisch of anders)

2 geprestructureerde vragenlijsten of enquêtes

Kwalitatief:

3 observatie (deelnemer, niet-deelnemer)

4 individuele vraaggesprekken (lang, diepgaand, met open vragen)

5 focusgroepen

Multimethodenonderzoek heeft de voordelen van de kwalitatieve methode (beschrijvingen in de diepte en toegang tot de werkelijkheid van de deelnemers), maar ook de kracht van kwantitatief onderzoek door bij te dragen aan de generaliseerbaarheid en statistische betrouwbaarheid. Daarnaast geeft multimethodenonderzoek mogelijkheden voor triangulatie en transformatie van gegevens voor bijvoorbeeld het ontwerpen van een instrument. Gegevens die via slechts één methode zijn verzameld, kunnen direct worden vergeleken met gegevens die via een andere methode zijn verzameld, waardoor vaak nieuwe en onverwachte inzichten ontstaan.

Sommige onderzoekers vinden dat onderzoek met gemengde methoden een 'derde methodologische beweging' is.[5] Beslissingen over het onderzoeksdesign worden namelijk gestuurd door onderzoeksvragen in plaats van door tradities. Deze beweging komt voort uit de 'triangulatie' van informatie uit verschillende gegevensbronnen die begonnen is in de psychologie en sociologie[6] en zich verder heeft ontwikkeld in de verpleegkundige literatuur.[5,7,8]

Een goed boek dat de uitvoering van multimethodenonderzoek beschrijft is het *Handbook of Mixed methods in social and behavioral research*.[5]

12.4 Designs in het multimethodenonderzoek

Het design van multimethodenonderzoek is erg gevarieerd en vormt een continuüm van *opeenvolgend onderzoek* tot *geïntegreerd onderzoek* (tabel 12.4). Uitgaande van dit continuüm, delen we de verschillende onderzoeksdesigns ruwweg in vijf soorten in:

1. voorbereidend multimethodenonderzoek: het uitvoeren van kwalitatieve gegevensverzameling aan het begin van een onderzoek, bijvoorbeeld in de pilotfase om bekend te raken met het onderwerp of om onderzoeksinstrumenten te ontwikkelen;
2. verwerkend multimethodenonderzoek: gebruik van kwalitatieve technieken tijdens de analysefase van een, in beginsel, kwantitatief onderzoek;
3. parallel multimethodenonderzoek: aantallen of variabelen en woorden of verhalen worden gelijktijdig verzameld en geanalyseerd;
4. opeenvolgend multimethodenonderzoek: onderzoekers bouwen een groot onderzoek op uit achtereenvolgende deelonderzoeken die hetzij kwantitatief hetzij kwalitatief zijn, zodat een gebied vanuit diverse invalshoeken wordt belicht;
5. integrerend multimethodenonderzoek: in een soort dubbele helix[9] worden gelijktijdig kwalitatieve en kwantitatieve benaderingen gebruikt om de klinische problemen op een synthetische manier te onderzoeken.

Voorbereidend en verwerkend multimethodenonderzoek

Voorbereidend en verwerkend multimethodenonderzoek is relatief eenvoudig, omdat er beperkt gebruik wordt gemaakt van kwalitatieve technieken. Een onderzoeksgroep die geïnteresseerd is in het voorbereiden van een groot onderzoek naar de voedingsstatus van tieners in een bepaalde regio, kan bijvoorbeeld beginnen met vraaggesprekken of focusgroepen van tieners en zo inzicht verwerven in *wanneer, wat* en *waar* zij eten. Ze kunnen zelfs gebruikmaken van participerende observatie onder tieners die eten in schoolkantines, fastfoodrestaurants en schoolbussen om een idee te krijgen van de werkelijke dieetgewoonten onder tieners. Op deze manier raken de onderzoekers bekend met de onderwerpen en kunnen ze de relevantie van bepaalde onderdelen inschatten. De rol van voorbereidend en verwerkend multimethodenonderzoek kan zo beperkt zijn, dat het soms niet in het uiteindelijke artikel wordt vermeld of slechts kort wordt besproken in de paragraaf over de gevolgde methoden.

Parallel multimethodenonderzoek

Parallel multimethodenonderzoek maakt gelijktijdig gebruik van kwantitatieve en kwalitatieve technieken. Een voorbeeld van het gebruik van parallelle technieken is het onderzoek naar het implementeren van cholesterolrichtlijnen.[10] Het doel van dit onderzoek was het ontwikkelen, testen, implementeren en evalueren van een systeem om de voorlichting over cholesterolverhoging in de huisartspraktijk te verbeteren. Het onderzoek was een mix van onder andere statusonderzoek, focusgroeponderzoek bij artsen en patiënten en een enquête.

Opeenvolgend multimethodenonderzoek

Opeenvolgend gebruik van kwalitatieve en kwantitatieve methoden kan lopen *van kwalitatief naar kwantitatief* of *van kwantitatief naar kwalitatief*. Beide opeenvolgende onderdelen van het onderzoek vormen een onderzoek op zichzelf, met daaruit voortvloeiende publicaties. Bovendien bieden ze meteen de basis voor het vervolgonderzoek. De onderzoeken zijn ontworpen als twee-eenheid.

Multimethodenonderzoek dat loopt *van kwalitatief naar kwantitatief* voert de kwalitatieve gegevensverzameling en -analyse uit met als doel onderwerpen te ontdekken die weer door middel van kwantitatief onderzoek onderzocht kunnen worden. Een voorbeeld is de ontwikkeling van kwantitatieve meetinstrumenten. Zo is het project Low Back Pain Research[11,12] een onderzoek onder patiënten met lage rugpijn, naar hun opvattingen en hun ziektegedrag. Het eerste deel van het onderzoek bestond uit een kwalitatief onderzoek naar de betekenis van lage rugpijn voor patiënten in verschillende gemeenschappen. Hiervoor gebruikten de onderzoekers participerende observatie, vraaggesprekken en focusgroepen. De uitkomsten en nieuwe inzichten uit dit onderzoek gebruikten de onderzoekers voor het ontwerpen van een patient-centered classificatiesysteem voor lage rugpijn. Ook kozen de onderzoekers vanuit deze nieuwe inzichten ervoor om een longitudinaal onderzoek naar het natuurlijk beloop van patiënten met lage rugpijn uit te voeren.

Multimethodenonderzoek dat loopt *van kwantitatief naar kwalitatief* start met de kwantitatieve analyses van gegevens en vormt de basis voor het achterhalen van onderwerpen die door middel van kwalitatief onderzoek onderzocht kunnen worden. Een voorbeeld is: 'Exploring a health disparity: renal stones in Hmong adults'.[13,14] De steekproef en de ontwikkeling van de latere kwalitatieve vragenlijst zijn gebaseerd op de bevindingen van de eerder uitgevoerde kwantitatieve analyses. Doel van het onderzoek was de verkenning van verschillen in voorkomen van nierstenen tussen Hmong-patiënten en niet-Hmong-patiënten. De kwantitatieve fase begon met een dossieronderzoek van 86 Hmong en 88 niet-Hmong uit een urologische kliniek. De onderzoekers gebruikten de uitkomsten bij de opbouw van de steekproef voor de diepte-interviews met tien Hmong-patiënten en negen familieleden. Zij waren geselecteerd als vertegenwoordigers van elke mogelijke urologische interventiegroep. Tevens interviewden de onderzoekers de zes urologen en drie traditionele Hmong-genezers van deze patiënten. Ook vond er een discussie over de bevindingen plaats met patiënten, urologen en een adviesgroep van de gemeenschap.

Geïntegreerd multimethodenonderzoek

Geïntegreerd multimethodenonderzoek gebruikt gelijktijdig kwalitatieve en kwantitatieve benaderingen om de medische problemen op een geïntegreerde manier te onderzoeken. De verschillende vormen van onderzoek doen zich meestal gelijktijdig voor en worden over het algemeen als één onderzoek gepubliceerd. Een voorbeeld van dit soort onderzoek is 'Enhancing physician communication for patients with hematologic malignancies'.[15] Het doel van het onderzoek was inzicht verkrijgen in factoren in de arts-patiëntcommunicatie die van invloed zijn op het inzicht van kankerpatiënten in hun ziekte, in de behandelopties en de prognose. De methoden van verzamelen van gegevens omvatten onder andere open interviews, enquêteonderzoek en consultregistraties. Als analyse gebruikte men zowel de kwalitatieve contentanalyse als kwantitatieve analyse van enquêtegegevens.

12.5 Validiteit en kwaliteit

Er zijn nog maar weinig richtlijnen voor de kwaliteit van multimethodenonderzoek. Onlangs hebben Creswell et al.[4] een coderingssjabloon voorgesteld van belangrijke criteria voor de beoordeling van multimethodenonderzoek (tabel 12.4). Deze sjabloon bouwt voort op de reeds bekende literatuur en omvat vijf criteria: *verantwoording voor het gebruik van multimethodenonderzoek; soorten data en analyse; de prioriteit van kwalitatief of kwantitatief onderzoek; de volgorde van toepassing; en de fase van het onderzoek waarin de integratie plaatsvond.* Deze sjabloon gaat verder dan de eerdere inspanningen op dit gebied,[16-18] doordat er drie nuttige definitiemodellen worden voorgesteld als basis voor een taxonomie van multimethodenonderzoek in de eerstelijnsgezondheidszorg. Niet alleen ontstaat er meer duidelijkheid over de methodologie van multimethodenonderzoek, de sjabloon geeft ook richting aan de criteria voor het meten van kwaliteit en laat dit ook zien aan de hand van een aantal multimethodenonderzoeken.

Tabel 12.4	Criteria ter evaluatie van onderzoeken met gemengde methoden.
1	beweegreden voor vermenging
2	soorten verzamelde en geanalyseerde gegevens
3	waaraan is prioriteit gegeven (kwalitatief of kwantitatief)
4	implementatievolgorde
5	fase van het onderzoek

Bron: Creswell[4]

Een voorbeeld van een goed uitgevoerd multimethodenonderzoek is beschreven door Schillaci et al.[19] Dit voorbeeld bevat zowel de synchrone als opeenvolgende toepassing van meervoudige kwalitatieve en kwantitatieve methoden. De onderzoeker bestudeert de redenen voor de dramatische daling in vaccinatiepercentages onder kinderen in de staat New Mexico in de Verenigde Staten. Het onderzoek laat diverse voordelen van multimethodenonderzoeken zien met als belangrijkste de mogelijkheid flexibel te zijn wanneer zich onverwachte inzichten voordoen. Door een vergelijking met bevindingen van de National Immunization Survey (NIS) van Medicaid, werden de onderzoekers zich bewust van de snelle en onvoorspelde daling van het vaccinatiepercentage bij kinderen. Het onderzoeksteam reageerde hierop door hun etnografische gegevensbestanden opnieuw te onderzoeken. Met de resultaten van deze heranalyse konden zij het onderzoek bijsturen. Er bestaat vaak een gebrek aan dergelijke relevante kwalitatieve of kwantitatieve gegevens, aangezien de oorspronkelijke onderzoekers bij het ontwerp van de gegevensverzameling geen rekening houden met die latere onderzoeksvragen. Een heranalyse kan dienen als een startpunt voor het verleggen van de focus van de onderzoekers. Het kan een zich herhalend proces zijn, dat onverwachte inzichten biedt en de mogelijkheid geeft om de lens van het onderzoek weer scherp te stellen. Deze verschuiving biedt het multimethodenonderzoek een dynamiek die in minder uitgebreide opzetten vaak ontbreekt.

We kunnen de vijf door Creswell[4] geopperde criteria toepassen op het onderzoek van Schillaci.[19] De *noodzaak voor het multimethodenkarakter* lijkt te zijn dat de onderzoekers kwalitatieve, diepgaande vraaggesprekken en veldobservaties nodig hadden om verklaringen voor de in kwantitatief onderzoek geconstateerde daling te kunnen geven. De vormen van *gegevensverzameling en -analyse* waren een populatieonderzoek, etnografie en interviews. De analysetechnieken waren vrij breed en omvatten zowel kwantitatieve (statistische) als kwalitatieve (interpreterende) analyses. De *prioriteit* die de onderzoekers in dit onderzoek geven aan kwalitatief of kwantitatief onderzoek lijkt gelijkwaardig te zijn, aangezien de *volgorde van toepassing* eerst synchroon is en vervolgens opeenvolgend. De analyse gebruikt kwalitatieve gegevens voor de interpretatie van kwantitatieve bevindingen; integratie tussen kwalitatieve en kwantitatieve fasen deed zich zowel aan het begin als aan het eind van het onderzoek voor – toen het onverwachte inzicht zich voordeed en er interpretaties werden toegepast op de trend. Triangulatie van gegevensverzameling is in het gehele onderzoek aanwezig, zowel tussen de kwalitatieve en kwantitatieve delen als door middel van vergelijkingen van documenten, observaties en vraaggesprekken.

12.6 Obstakels

Gezien de talloze voordelen van multimethodenonderzoek, is wellicht de verwachting vele onderzoeken met gemengde methoden aan te treffen in het eerstelijnsonderzoek. Met het oog op de enorme voordelen van deze vorm van onderzoek, zou de gemiddelde eerstelijnsonderzoeker zich wellicht enthousiast op de gemengde methoden storten. Wie wil zich nu niet overgeven aan een benadering die niet alleen uniek toepasbaar is op de complexiteit van de eerste lijn, maar ook krachtige mogelijkheden biedt voor de ontwikkeling van vragenlijsten, triangulatie, gegevenstransformatie, reflectie, relevantie, empowerment en wellicht zelfs transcendentie? De belofte van generaliseerbaarheid en tegelijkertijd interpretatie van de context maken multimethodenonderzoek des te relevanter en wellicht is het de *heilige graal* van het onderzoek die te verleidelijk lijkt om te weerstaan. Multimethodenonderzoek geeft betere validiteit, betrouwbaarheid en robuustheid en biedt soms zelfs onverwachte inzichten. Toch bevestigt een search in de literatuur dat relatief weinig eerstelijnsonderzoekers dit pad hebben gevolgd.

Waarom voert niet iedereen multimethodenonderzoek uit terwijl dit toch een toegevoegde waarde biedt? Dit heeft te maken met middelen (arbeidsintensiteit, financiële ondersteuning), maar ook met de geschreven en ongeschreven tradities van onze onderzoeksdisciplines. De belangrijkste belemmering is wellicht het feit dat het praktische en theoretische pad voor het uitvoeren van dergelijke soorten onderzoeken nog relatief onbekend is. Behalve bij de ontwikkeling van dergelijk onderzoek, leidt dit ook bij publicatie – met peer review – tot problemen. Zo is het mogelijk dat de reviewer onvoldoende bekend is met dit type onderzoek, waardoor het kwalitatieve deel uit het artikel verdwijnt omdat het gezien wordt als een voorbereiding. Ook zijn er soms theoretische obstakels voor de combinatie van kwalitatief en kwantitatief onderzoek. Sommigen beweren (buiten gehoorsafstand van hun collega's op andere gebieden) dat de verschillen in onderliggende aannamen, wereldbeeld en epistemologie ware integratie bemoeilijken. De wortels van de discussie zijn terug te voeren op de discussies over de aard van 'waarheid' en 'weten'. Heel kort door de bocht: kwantitatief onderzoek heeft sterke positivistische wortels, waarbij men meent dat er één werkelijkheid is die door een onafhankelijk onderzoeker in kaart kan worden gebracht, terwijl kwalitatief onderzoek antipositivistisch en holistisch van aard is, wat inhoudt dat de rol van de onderzoeker meebepalend is in de resultaten; de onderzoeker interpreteert de data immers en gebruikt die interpretatie als bril bij het hernieuwd kijken naar en analyseren van de gegevens.

12.7 Conclusie

Ondanks alle obstakels, bestaat er een aantrekkelijke mogelijkheid voor eerstlijnsonderzoekers om kwalitatieve en kwantitatieve methoden bijeen te brengen en hiervan te profiteren. Als holistische denkers zijn eerstelijnsonderzoekers wellicht in staat om de praktische en theoretische zorgen te overwinnen die andere onderzoekers uit meer gerichte disciplines tegenhoudt. De eerstelijnszorg heeft met succes een generalistisch model weten te handhaven tegen de achtergrond van toenemende specialisatie en van pogingen om het lichaam, de patiënt en het gezin op te splitsen in eindeloos reduceerbare eenheden. Er is gelukkig sprake van een toenemende interesse in dit onontgonnen gebied, zowel bij onderzoekers als financierende instanties. Stange en Zyanski's woorden uit 1989 zijn nog altijd waar en er wordt wellicht eindelijk gehoor aan gegeven:[20]

Als onderzoekers geen enkel ander middel hebben dan een hamer, zien ze het probleem meestal als een spijker. Een begrip van zowel kwantitatieve als kwalitatieve benaderingen kan het vermogen van de onderzoeker vergroten om op een efficiënte, intern valide en generaliseerbare manier complexe vragen te beantwoorden.

Wellicht kunnen dit boek en dit hoofdstuk worden gezien als een oproep tot actie. Pak dus uw hamer, uw weefgetouw, uw schroevendraaier, uw statistische software en uw bandrecorder en weef kwalitatief en kwantitatief onderzoek tot een fraai patroon in de eerste lijn.

Literatuur

1 Eastbrooks CA, Field PA, Morse JM. Aggregating qualitative findings: an approach to theory development. Qual Health Research 1994;4:503-11.
2 Wilde B, Larssen G, Larsson M, Starrin B. Development of a patient-centered questionnaire based on a grounded theory model. Scan J Caring Sci 1994;8:39-48.
3 Hoff TJ, Witt LC. Exploring the use of qualitative methods in published health services and management research. Medical Care Research and Review 2000;57:139-60.
4 Creswell JW, Fetters MD, Ivankova NV. Designing a mixed methods study in primary care. Ann Fam Med 2004;2:7-12.
5 Tashakkori A, Teddlie C (Eds). Handbook of Mixed methods in social and behavioral research. Thousand Oaks, CA: Sage Publications, 2003.

6 Denzin NK. The research act: a theoretical introduction to sociological methods. New York: McGraw-Hill, 1978.
7 Patton MQ. Qualitative evaluation and research methods (2nd ed). Newbury Park, CA: Sage, 1990.
8 Morse JM. Approaches to qualitative-quantitative methodological triangulation. Nursing Research 1991;40:120-3.
9 Crabtree BF, Miller WL (eds). Doing qualitative research (2nd Ed). Thousand Oaks, CA: Sage Publications, 1999.
10 Goldman RG, Parker D, Eaton C, Borkan J, Cover R, Ahern D. Patients' perceptions of cholesterol and cardiovascular disease risk. Ann Fam Med 2006;4:205-12.
11 Borkan JM, Reis S, Hermoni D, Biderman A. Talking about the pain: a patient-centered study of low back pain in primary care. Soc Sci Med 1995;40:977-88.
12 Reis S, Hermoni D, Borkan JM, Biderman A, Tabenkin C, and the Rambam Israeli Family Practice Research Network. A new look at low back complaints in primary care: a RAMBAM Israeli Family Practice Research Network Study. J Fam Pract 1999; 48:299-303.
13 Ports AJ, Hermans K, Culhane-Pera KA, Curhan GC. Stone disease in the Hmong of Minnesota: Initial description of a high-risk population. J Endourol 2004;18(2):853-7.
14 Culhane-Pera KA, Lee MS. Investigating a health disparity: Hmong patients with kidney stones. In press.
15 Lee SJ, Sullivan A, Back AL, Block SD, Goldman R, Tulsky JA, Alexander S, Kirkpatrick T, Stewart SK, Weeks JC. Physician-patient communication about hematologic malignancies. In press.
16 Begley CM. Using triangulation in nursing research. J Adv Nurs 1996;24:122-8.
17 Sim J, Sharp K. A critical appraisal of the role of triangulation in nursing research. Int J Nurs Stud 1998;35:23-31.
18 Morgan DL. Practical strategies for combining qualitative and quantitative methods: applications to health research. Qual Health Res 1998;8:362-76.
19 Schillaci MA, Waitzkin H, Carson EA, Lopez CM, Boehm DA, Lopez LA et al. Immunization coverage and Medicaid management in New Mexico: a multimethod assessment. Ann Fam Med 2004;2:13-21.
20 Stange KC, Zyzanski SJ. Integrating qualitative and quantitative research methods. Fam Med 1989;21:448-51.

Over de auteurs

Jeffrey M. Borkan MD, PhD
Professor and Chair, Department of Family Medicine, Brown Medical School/Memorial Hospital of Rhode Island, Rhode Island, Verenigde Staten

Kathleen A. Culhane-Pera MD, MA
Assistant Professor, Department of Family Medicine and Community Health, University of Minnesota, Minnesota, Verenigde Staten

prof. dr. Sj. van der Geest
Hoogleraar, vakgroep Medische Antropologie, Universiteit van Amsterdam, Amsterdam

Roberta Goldman, PhD
Clinical Associate Professor, Medical Anthropologist, Department of Family Medicine, Center for Primary Care and Prevention, Memorial Hospital of Rhode Island, Brown Medical School, Rhode Island, Verenigde Staten

dr. T. Hak
Universitair hoofddocent methodologie, Rotterdam School of Management/Faculteit Bedrijfskunde, Erasmus Universiteit Rotterdam

dr. P. ten Have
Universitair Hoofddocent (gepensioneerd), Universiteit van Amsterdam, Heiloo

dr. E.J.S. Hijmans
Universitair docent, Radboud Universiteit Nijmegen, Sectie Communicatiewetenschap, Nijmegen

dr. H.A.M. Jansen
Onderzoekscoördinator IVO, Instituut voor Onderzoek naar Leefwijzen & Verslaving, Rotterdam

dr. M. B. Kuyper
Arts gespecialiseerd in chronische ziekten en psychosomatiek, Mook

dr. L. Peremans
Onderzoeker, universitair docent, Universiteit Antwerpen, Faculteit Geneeskunde, Antwerpen, België

dr. V. A. M. Peters
Organisatieadviseur, Kwalitan Advies/Samenspraak Advies, Malden

prof. dr. H. Philipsen
Emeritus hoogleraar Medisch Sociologie, Universiteit Maastricht, Faculteitsbureau Gezondheidswetenschappen

prof. dr. P. Van Royen
Hoogleraar Huisartsgeneeskunde, Universiteit Antwerpen, Faculteit Geneeskunde, Antwerpen, België

prof. dr. E. I. J. J. Vermeire
Huisarts, universitair docent, vakgroep Huisartsgeneeskunde, Interdisciplinaire Zorg en Geriatrie, vakgroep Verpleegkunde en Vroedkunde, Faculteit Geneeskunde, Universiteit Antwerpen, België

mw. dr. M. Vernooy-Dassen
Coördinator Alzheimer Centrum Nijmegen, UMC St Radboud, WOK

prof. dr. F. Wester
Sectie Communicatiewetenschap, Radboud Universiteit, Nijmegen

prof. dr. D. L. Willems
Huisarts/ethicus, Divisie Klinische Methoden & Public Health, afdeling Huisartsgeneeskunde, AMC/Universiteit van Amsterdam, Amsterdam

mw. M. C. B. van Zwieten
Psycholoog/onderzoeker, Divisie Klinische Methoden & Public Health, afdeling Huisartsgeneeskunde, AMC/Universiteit van Amsterdam, Amsterdam

Register

aangrenzend paar (AP)	76	casestudie	31
aantekeningen		categorie	46, 90
–, realtime	20	–, nominale	36, 37
abstraheren	36	checklist	114
adjacency pair	76	citaten	
alertheid		–, typerende	37
–, constante	72	Cochrane	124
analogieredenering	37	Cochrane Collaboration	125
analyse	85	Cochrane Qualitative Research Methods Group	136
analyse-eenheid	30, 31	code	90
analyse		coderen	35
–, beschrijvende	62	–, gericht	89, 90
–, interpreterende	89	–, open	89, 89
–, kwalitatieve	85	–, selectief	89, 92
–, vergelijkende	90	codeschema	82
analysefase	50	communicatie	
analysekader	90	–, non-verbale	59, 79
analyseren		computerondersteuning	97
–, met codes	103	computersoftware	98
–, met woorden	105	concept	128
–, van concepten	105	concordantie	101
AP	76	controleerbaarheid	19, 112
audio-opname	79	controleprocedure	88
audit trail	113	conversatieanalyse	75
beoordelingscriterium	11	conversation analysis (CA)	75
betrouwbaarheid	7, 14, 18, 19, 102, 112	cyclus	44
–, externe	112	–, empirische	9, 29
–, interne	112	datasaturatie	56
beurtopbouweenheid	76	deductief	35
beurtwisseling	76	deelanalyse	86
bias	111	deelnemer	
boomstructuur		–, dominante	61
–, hiërarchische	101, 104	Delphi-groep	55
CA	75	Delphi-methode	8

Delphi-onderzoek	10	interactie	59
diepte-interview	10	–, in de groep	55
dimensie	91	–, institutionele	80
discussie		–, tussen de deelnemers	59
–, interactieve	53	interactiepatroon	
–, publieke	18	–, vast	39
documenten		interaction order	76
–, niet-persoonlijke	10	interpretatie	
–, persoonlijke	10	–, concurrerende	129
draaiboek	53, 60	–, van de derde orde	130, 131
etnografie	13, 39	–, van de eerste orde	130, 131
–, meta-	123	–, van de tweede orde	130, 131
exploratiefase	48	interpretatiekader	93
fasegewijs	48	interview	
fenomenologie		–, autobiografisch	44
–, empirische	39	–, diepte-	35, 43
filter	100	–, focused	16
focusgroep	9, 18, 38, 53	–, halfopen	49
focusgroeponderzoek	10	–, kwalitatief	47
–, randvoorwaarden voor	61	–, open	14, 34, 35, 43
gedrag		–, semigestructureerd	34
–, actueel	55	–, vrije-conversatie-	44
gefundeerde theorie	92	interviewer	49
gefundeerde-theoriebenadering	86, 87, 102	interviewleidraad	47
geldigheid	7, 14	interviewonderzoek	13
–, ecologische	18	itemlijst	34
–, inhoudelijke	18	iteratie van dataverzameling en analyse	32
–, interne	37	kader	
–, universele	39	–, analytisch	85, 89
generaliseerbaarheid	37, 113	–, theoretisch	85
gespreksordening	76	kernconcept	128, 129
gevalsbeschrijving	13	kernmetafoor	128
groepsinterview	53	kwalitatief onderzoek	
groepsmethode		–, synthese van	123
–, nominale	55	kwaliteit	146
groepsnorm	55	–, methodologische	11
groepsproces	38	kwantitatieve data	
grounded theory (GT)	38	–, pooling van	124
grounded theory	102	label	100
grounded theory approach	102	mechanisering	20
GT	38, 102	member check	7, 113
handeling		members knowledge	15
–, complementaire	76	memo	46, 90
herhaalbaarheid	112	meta-analyse	124
herstelsequentie	77	metasynthese	125
hoofdvragen	60	methodologie	
icebreaker	60	–, flexibele	56

–, gesloten	9	preference	77
–, open	9	probleemstelling	8
mixed method opzet	22	proces	
mixed methods research	139	–, cyclisch	38, 94
moderator	53, 58	–, iteratief	100
multimethode opzet	22	proefgesprek	48
multimethodenonderzoek	23, 139	proefinterview	46
–, integrerend	144	profiel	91
–, opeenvolgend	144	random	21
–, parallel	144	reactie	
–, verwerkend	144	–, dispreferred	77
–, voorbereidend	144	receptiviteit	
neppatiënt	70	–, permanente	70
Noblit en Hare		referentiekader	65
–, methode van	127	rekruteringsprocedure	61
observatie	17	repair	77
–, participerende	10, 14, 67	replicatie	88
–, video	10	repliceerbaarheid	19, 112
observatiemethode	55	representativiteit	20, 114
observator	58	–, statistische	20
ondervraging		restrictie	80
–, individuele	17	review	124
onderwerp		–, narratieve	124
–, gevoelig	63	–, systematische	124
onderwerpenlijst	43	rooster	128
onderzoek		samenstelling	
–, experimenteel	9	–, van focusgroep	56
–, kwalitatief	6, 142	sample	
–, kwantitatief	6, 139	–, purposeful	57
–, van Freeman en Sweeney	38	sampling	
onderzoekersbias	20	–, convenience	21
onderzoeksmethode	53	–, purposive	113
opnameapparatuur	61	–, random	21
ordening	101	saturatie	9
–, logische	100	schema	
ordeningscategorie	90	–, conceptueel	101
organisatie		script	59
–, sequentiële	76	segment	103
participatie	65	selectiebias	20
–, als betrokkene	69	sensitizing concepts	99
–, als hulpverlener	67	sharing and comparing	55
–, als zieke	69	softwareprogramma	36
–, vrijblijvendheid van de	67	speech recognition	99
participatierol	67	standaardisering	20
peer debriefer	20	steekproef	
peer debriefing	22	–, at random	57
pre-sequentie	76	–, gemakzuchtige	21

–, kwalitatieve	32	–, interne	113
–, statistische	32	valkuil	123
steekproefkader	21, 32	variatie	
–, doelgericht	33	–, maximum aan	57
steekproeftrekking	21	variatiedekking	32
–, random	22	veld	
–, 'theoretische'	22	–, binnenkomen van het	46
stimulated recall	16	verscheidenheid	28
survey		vertaling	128
–, kwalitatieve	27, 31, 32, 39	vertekening	112
–, statistische	27, 31	vervolgfasen	48
surveyonderzoek		verzadiging	32
–, statistisch	31	verzadiging van begrippen	
synthese	85	–, theoretische	38
–, best-evidence	124	video-opname	82
synthetiseren	36	voorbeeldsegment	92
taboe onderwerp	48	vraag	
talk-in-interaction	75	–, gesloten	34
TCU	76	vraaggesprek	
term		–, halfopen of semigestructureerd	43
–, analytische	93	–, semigestructureerd	49
the actor's point of view	15	waarneming	14
thema	37, 47, 90	–, niet-intrusieve	19
thick description	114	waarnemingseenheid	31
topiclijst	43, 47, 90	waarnemingsmethode	13, 13
transcriptie	35, 77, 79, 88, 98	werkelijkheid achter de cijfers	50
transcriptieconventie	77	werkwijzen	
trefwoord	91	–, gefaseerde	86
triangulatie	47, 88, 112	woord	
turn constructional unit (TCU)	76	–, ongesproken	71
type	37	zeggingskracht	
typologie	36	–, universele	50
validiteit	102, 112, 146	zoekinstructie	100
–, externe	113		

Register

GPSR Compliance

The European Union's (EU) General Product Safety Regulation (GPSR) is a set of rules that requires consumer products to be safe and our obligations to ensure this.

If you have any concerns about our products, you can contact us on

ProductSafety@springernature.com

In case Publisher is established outside the EU, the EU authorized representative is:

Springer Nature Customer Service Center GmbH
Europaplatz 3
69115 Heidelberg, Germany

www.ingramcontent.com/pod-product-compliance
Lightning Source LLC
LaVergne TN
LVHW080314260326
834688LV00038B/1107